JN084289

世界のセレブは
なぜ肉を食べないのか

欧米医療大革命

医療法人社団森愛会鶴見クリニック
理事長
鶴見隆史 著

はじめに

この本は、当初は、ナチュラル・ハイジーンを日本に持ってきたヒューストン在住40年の治癒学博士・松田麻美子氏と私と共に共著で出版する予定でした。
ところが、２０２３年11月21日に松田麻美子氏は突然東京で急逝されてしまいました。74歳での死でした（※松田麻美子氏の死は病死ではなく、事故による死と警察は判断）。

そこで、やむを得ず、私一人で書いて出版することになりました。生前、松田氏は多くの人に、私との共著が楽しみとおっしゃっていたようです。それも叶わなくなりました。私一人で書き上げた本にはなりましたが、松田氏の意向を大いに汲んだ本になったと思います。

この松田氏の急死を知った世界的なマスターヒーラーの小林健氏が松田氏を惜しんで次のメッセージを送ってくださいましたのでそれをまず記します（なお小林健氏は現在ニューヨーク在住で、これまでに5回も臨死体験を経験されたこともあり、何でもお見通しの魂になった方でもあります）。

彼女は最大のピースと自由を天から与えられた妖精さんです。数々のプレッシャーに耐えて生き抜いた尊敬する人間でもあります。

貴方（鶴見）はそのフィロソフィーに感激・感動し、尊敬なさっている。彼女は今のクレイジーな世界に対して、あの世（天国）から光りを注ぎ、「癒し」「調和」「共生」をさせ、人々を向上させようとしています。

そしてそれは少しずつ実っていくでしょう。

ケン・小林　ニューヨークより

目次

5章 健康常識のウソ

序章　変遷する医療

薬を処方しない欧米の医師

欧米の医療はドンドン変わっていきました。

・薬（西洋化学薬剤）を出さなくなってきた
・食事を良くして病気を治すようになってきた
・予防を重視するようになってきた
・肉食が比較的減ってきた

これらのことが指摘されます。もちろん、欧米の全ての人々がそうなった訳ではありません。しかし、医師も人々も大きく意識はその方向に変わってきたといえます。

２０２０年になって、ドイツもイタリアもチェコもスイスもリトアニアも、信じられないかもしれませんが、ヴィーガン（完全ベジタリアン）をやっている人が全人口の10％を大きく超えてきている、という情報が入ってきているのです。

これはすごいことです。また、ヴィーガンをやっていなくて、肉も魚も鶏卵も食べるという人でも、これらを食べる時には生野菜とフルーツをたっぷり食べるようになってきたことは間違いないらしいです。

イギリスはイギリスでベジタリアンやヴィーガンをやる人が急増しています。しかも生野菜ブームだというからびっくりです。イギリスは緯度の高い極めて寒い国。そんな寒い国が生野菜をバリバリ食べるようになったというから驚きです。特にクレソンとキャベツを生で食べる人が急増。これは特に２０００年を超えてからのようです。

後に詳述しますが、イギリスは医師に栄養学（ナチュラル・ハイジーン方式）を教えるようになりました（１９９７年頃から）。２０００年頃から患者に対して、西洋薬を出さずに栄養学を駆使して食事改善で指導する医師が増加しました（特に大都市）。

収入はどうなるかというと、例えば高血圧患者なら、薬を出さず栄養指導で血圧が下がったら、それを医師は国に報告。国はそこでポイントを与える。ポイントが貯まったら、お金が振り込まれるというシステムになりました。これは慢性疾患のほとんどに使われ始めました。もちろん、風邪や急性気管支炎も同様です。

ここで笑うに笑えない話を提示します。ロンドンに5年ほど出張で行った日本人の会社員が、３か月後に風邪をひきました。彼は病院で点滴をしてもらい、風邪薬をもらって飲めば治ると思って病院に行きました。ところが病院の医師は、なんと薬は処方せず食事メニューを渡し、「このメニュー通りやれば治る」と言いました。

驚いて彼は、今度は開業医のクリニックにかかりました。しかしそのクリニックでも全く同じことを言われました。

彼はマンションに戻り、東京の同僚に電話をしました。

「えらいことだ。イギリスではどの病院へ行っても、風邪には薬を出してくれなくなった。風邪薬を大至急、送ってくれ！」

彼は悲痛な声で叫んだそうです。もちろんイギリス全土ではありませんし、まだまだ化学薬剤を出す医師も少なくはないでしょう。しかし意識は、医師たちも人々も、完全にヴィーガンやベジタリアンが健康をつくると思うようになったのです。

また、西洋薬が良くないという認識も、完全に浸透しました。バルト三国のひとつリトアニアは、最近になり医学部の科目のひとつに栄養学を重点的に入れ、国家試験でもかなりの割合で、栄養学に関する質問が出るようになったそうです。欧米の医師たちや人々の認識は、大転換が始まったのです。変わらぬは日本ばかりとすら思います。

欧米の医師たちに話を聞くと、「日本の医療は30年遅れている」と誰もが言います。日本の医療は、完全な薬漬け医療だからです。ここが変わらないと、人々の健康は絶対的に維持できません。

さて今回の本は、そういったことから次のことを詳しく書いた本になりました。

・薬（西洋化学薬剤）がいかに良くないものか
・アメリカの医療の歴史
・なぜアロパシー医療（病名診断即薬の目先だけを治す対症療法）が一般的になってしまったのか。また、実は良くないのか
・なぜ真実の医療（ナチュロパシーやオステオパシーやホメオパシー）が虐げられ、使われなくなったのか
・どんな食物が病気になるのか
・どんな食物が病気を駆逐するのか

・どんなライフスタイルが病気につながるのか
・どんなライフスタイルが健康にするのか
・日本人はどう対抗すれば健康を獲得できるのか
・良い食事療法の具体例
・真実の医療（ナチュロパシー他）で、慢性病や難病や奇病が完治に導かれたたくさんの症例

かようなことを証拠を揃えて書いたのが今回の本なのです。

医学の父・ヒポクラテスの箴言

「汝の食事を薬とし、汝の薬は食事とせよ」

この言葉は古代ギリシャ時代の医者で「医学の父」と呼ばれているヒポクラテス（ＢＣ４６０頃～ＢＣ３７０頃）の言葉です。この言葉を煮詰めていうと、「良い食事は薬となるし、効く薬は良い食事」となりそうです。これこそ、「ナチュロパシー」の考えそのも

のです。

しかし今は、目先医療、薬医療のアロパシー全盛の時代です。ヒポクラテスの素晴らしい教えをすっかり忘れ去った医療が現代です。どうか、このヒポクラテスの教えをもう一度見直してほしいと思います。

ヒポクラテスは、「医聖」といわれています。ここでヒポクラテスの残した名言の一部を紹介しましょう。

「まずは何よりも害をなすなかれ」
「全ての病気は腸から始まる」
「火食は過食に通ず」
「健全なる体を心がける者は、完全なる排泄を心がけなければならない」
「歩くことは人間にとって最良の薬だ」
「月に一度断食をすれば病気にならない」
「人は自然から遠ざかるほど病気に近づく」

「病気は食事療法と運動によって治療できる」
「人間は誰でも体の中に100人の名医を持っている」
「私たちの内にある自然治癒力こそ真に病気を治すものである」
「食物について知らない人が、どうして人の病気について理解できるのか」
「病人には食事を与えなければ早く治る」

2400年も前にヒポクラテスはこんなことを言っていたのです。そしてこの内容はまさにナチュロパシーの本質であり、医療の真理そのものです。これを読むと、ヒポクラテスは天才を通り越して宇宙人、それも神のような存在だったのではないかと思えてきます。これらのヒポクラテスの言っていることは、まさに真理そのもの。永遠に不滅の内容といえるからです。このヒポクラテスの言葉はまさに『箴言』といえます。

アロパシー医学とは、目先だけを修復する対症療法のこと。ナチュロパシーは食を正し、腸を良くし、血をきれいにし、全身を良くしようという考え方です。つまり原因から解決するやり方です。

現代医療の行っているアロパシーでは、決して完治はしないばかりか、副作用や副反応が出て問題が多いのです。原因から良くするナチュロパシーが、いかに体に良いかということです。ヒポクラテスはまさにナチュロパシーの医者だったのです。

日本と世界の医療の現状

1920年頃までは世界は次の4つのやり方が医療の中心でした。

①ナチュロパシー（食を良くし腸を良くし全身を良くするやり方）

②オステオパシー（カイロプラクティック、整体、アーユルベーダ、アロマテラピー、鍼灸、マッサージ、指圧といった体を触って調整する方法）

③サイコパシー（精神的な不調やトラウマなどを改除する方法で、色々なやり方があるが簡単にいうと心のケア）

④ホメオパシー（同種両方といい、毒物を1万分の1に薄め投与すると急に全身が良くなるのでそれを使った方法）

この4つの医療を「ホリスティック医学」といいます。一般に「代替医療」と呼びますが、「代替」ではなく、「ホリスティック」(全体、完全、つながり、バランス、などの意)なのです。

ところが、1910年にサイモン・フレクスナーという男があるレポートを作成しました。そのレポートの中に医学目標として次のようなことが書かれていました。

・医学教育を中央集権化すること
・病気の原因を菌(ウイルス)に限定すること

この2つが書かれていたのです。ジョン・D・ロックフェラー2世がサイモン・フレクスナーに命じてこれを書かせたのか? それともサイモン・フレクスナーが書いたこの文章を見たジョン・D・ロックフェラー2世が採用したのかは定かではありません。

ともかく、ジョン・D・ロックフェラー2世は当時のアメリカ医師会長と結託し、国に指示し、病名診断即薬(化学薬剤)の土台を作ったのです。そして医科大学もその方針で統一してしまいました。フレクスナーの目標はあっという間に完成しました。1920年頃までのアメリカ医学の主流であったのは、免疫を高めることによって病気を治そうという「ホリスティック医学」でした。

①食事を正し腸を良くして病気を治そうというナチュロパシーも
②整体やカイロプラクティックや鍼灸やアロマセラピーというオステオパシーも
③精神面の改善やストレスの改善を図り、良くするサイコパシーも
④毒をもって毒を制すというホメオパシーも

これらは全てホリスティック医学です。

しかしフレクスナーの医学目標の真反対のホリスティック医学は、彼らの陰謀によって完全に追いやられました。「ホリスティック医学」をやっている100以上の病院と1000以上の薬局はあっという間に消滅してしまったのです。

フレクスナーはロックフェラーによってその功績から、ロックフェラー財団が所有する医学研究所の初代所長に就任。大金持ちになったのでした。結局、現在あるアロパシーの現代医療はここから始まった新参医療でしかないのです。

こうして1920年を越えてから、ジョン・D・ロックフェラー2世と米国医師会長が結託して、病名診断即薬（化学薬剤）というやり方が主流となりました。

このやり方は、国家体制化し、医科大学の主要カリキュラムとなったため、世界中はこのやり方一辺倒に急変しました。そして薬漬け医療が医療の中心となり、①～④のホリスティック医学は医療でないとして追いやられました。

この病名診断即薬（化学薬剤）のやり方を「アロパシー」といいます。アロパシー医療は全世界で正当医療として行われることになりました。しかし、問題がない訳ではありませんでした。この医療は目先修復の対症療法なため、何より副作用が必ず出るし、完治はしないし、時には副反応として急死するケースもあることがわかってきたからです。

ただ、急性疾患や救急疾患や外科的疾患や整形外科的疾患には当然ですが有効でした。このアロパシーが主流になった背景は、大きな戦争がいくつもあった20世紀には、救急医療が全盛となったからです。

しかし一方、慢性疾患にはからきし弱いことも露呈してきました。副作用が必ず出るし、飲み続けると違った大病になったりするし、時には薬で死んでしまうという副反応もあるからでした。

そこで徐々に薬漬け医療を改め、①のナチュロパシーで治そうという気運が高まっていきました。薬漬け医療を嫌う、心あるドクター（ＭＤ／医学博士）が増えてきたのが

１９８０年を越えてからです。

ニール・バーナード医師の作ったＰＣＲＭ（責任ある医療を推進する医師会）は１９８５年にでき、１万２０００人ものＭＤが参加し、ナチュロパシーを始めました。

２０１０年を越えてからはスコット・ストールＭＤのプラントリシャン・プロジェクトという大会も始まりました。まさにナチュロパシーの大会でした。

１９７１年の『マクガバン・レポート』を皮切りにいくつもの調査や疫学調査や実験から、次のようなものが病気の大原因と判明してきました。

①動物性タンパク質
②単純炭水化物
③アルコール過多
④喫煙（タバコ）
⑤糖化
⑥酸化

こういったことがわかってきたことからヨーロッパの人々はベジタリアンやヴィーガン

を行う人が増えました。あの肉漬け中心だったアメリカ人ですら、肉を減らし野菜類やフルーツをたっぷり食べる人が急増しました。

いまやおいてきぼりの国は日本ばかりと言っても過言でありません。

アロパシーかナチュロパシーか

では、全盛となったアロパシー（病名診断即薬の医療）の何が問題なのか？ それは、次のことが生じるからです。

・副作用が酷く出現
・完治はしない
・免疫は低下する
・後々の新しい病気出現
・突然死する場合もある
・短命化

では、なぜ副作用・副反応が生じるのか？　短命になるのか？　それは、宇宙法則を全く無視しているからです。宇宙法則はいくつもありますが、特に指摘されるのは次の４つです。

①原因結果の法則（今の医療は根本の原因無視）
②陰陽の法則（エネルギーの法則、免疫の法則ともいう。現代医療はこれも無視）
③循環の法則（微小循環が悪いから病気が起こる。しかし現代医療は微小循環など、どこ吹く風）
④霊性の法則（魂を真の芯から見つめ心を改善しないと、病気は治りにくい。現代医療はこれを無視。やたらとストレスは取れと叫ぶが、深い魂には全く到達していない）

この宇宙法則の無視は病気治しには致命的なのです。

さて、全盛を迎えたアロパシーとそれ以前の医療（ナチュロパシー、オステオパシー、サイコパシー、ホメオパシー）についてのその後です。

アメリカという国は不思議な国です。1920年を越えてからは、一気にアロパシー医療一辺倒になりました。すなわち病名診断即薬（化学薬剤）という図式です。対症療法なのですが、80年経ったら早くもほころびてきました。2000年を越えてからは少しずつナチュロパシーやオステオパシーが行われだしてきたのです。どれだけ弾圧しても真実は滅びないということのようです。

アメリカ以上にすごいのがヨーロッパの各国です。一般市民が眼を覚ましたかのようにベジタリアンあるいはヴィーガンをやり始めたから驚きです。

栄養学講義の割合を多くして医科大学に導入したのがリトアニアです。きっとこれからは、リトアニアのような国が増えていくのではないでしょうか。

さて次章からは、このナチュロパシーのやり方がなぜ良いか、そして食事が悪いとなぜ病気になるか、また私の症例などを克明に書いていきたいと思います。

1章 欧米医療の大革命と日本医療

2010年を越えて起こったアメリカヴィーガン運動

今、アメリカでは革新的な医療栄養大革命が行われています。ほぼアメリカ全土で食革命が起こっているのです。それも「プラントフードのホールフード」、つまり「植物食で全体食」を患者さんにも市民にも摂らせる運動が大々的に行われているのです。それを簡単にいうと「ヴィーガン運動」です。

医者（MD）もカイロプラクターも栄養士も薬剤師も誰もがこの運動を認め、国をあげてヴィーガン運動をやり始めたのです。優秀な医科大学を優秀な成績で卒業した連中が率先してヴィーガン指導をし始めました。これを驚かずして何を驚けというのでしょうか。こういったヴィーガン運動は2013年を越えてから一挙に花開いた感があります。どういった運動があったのか、ひとつひとつ見ていきましょう。

●カイザー・パーマネンテグループのヴィーガン指導

カイザー・パーマネンテは全米最大の医療を管理する組織です（39か所の病院、620か所のクリニックの経営をし、約22万人の従業員がいる）。8つの州とコロンビア特別区で事業を展開しています。

ここが2013年からかなりの人数の医師にヴィーガンを中心とした栄養学を学ばせ、患者さんにヴィーガン食の指導を開始したというから驚きです。この組織で勤めている医者は1万8000人。そのうち8000人の医師たちに栄養学の勉強をさせました。

そしてこの医師たちによってヴィーガン指導が始まったのが2015年からです。彼らは薬を出す前に、まずヴィーガン指導をするようになりました。

8000人もの医師に、薬ではなく、「まずヴィーガン食でやってみよう」と患者さんに食事内容を提示し、やらせるようになったとなれば大変なことです。それこそ真面目にやれば、みんな健康になるに違いありません。

ちなみにカイザー・パーマネンテに勤めているナースは4万9000人もいますが、このナースたちはヴィーガンの勉強をしていないのでしょうか？　そんなことはないでしょう。たぶんナースたちも勉強を始めていると思います。

●カリフォルニア州の食事革命

2018年9月からカリフォルニア州は次のところではヴィーガン食を作っておいて選

択できるように法律で義務付けました。どんな場所かというと、公立病院、医療機関、老人ホーム、刑務所、空港、演奏会場、大学などです。

こういうところの患者さんや入所者はヴィーガン食を食べたかったら選択できるようになったのです。

●ベルビュー病院（ニューヨーク）の指導

２０１８年10月にニューヨークは大きく変わりました。ベルビュー病院の医師たちが個人的にヴィーガンでの食事指導を行うようになったからです。それも一人や二人ではありません。かなりの人数の医師たちがです。

ベルビュー病院は１７３６年創立で、アメリカ最古の病院だそうです。この病院の医師のかなりの人数がプラントリシャン・プロジェクトの４日間のヴィーガン大会に参加し、最新栄養学を勉強した上でこのような指導法になったそうです。彼らのヴィーガンによる治療の影響は極めて大きく、病気改善者が頻発しているそうです。

２０１８年10月末にニューヨークから私のところに1人の患者さんがおいでになりました。彼は日本人でニューヨークに移り住んでいる人ですが、年に1回、鶴見クリニックにやってきて体調チェックを行うのです。その患者さんが真っ先にお話しになったのは、このベルビュー病院のヴィーガン運動のことでした。彼は興奮しながらこの運動のことを喋ったのでした。さらにミルクスタンドのことも話してくださいました。

ニューヨークにはミルク（牛乳）を飲ませるスタンドがいくつもあるそうなのですが、どうもそのほとんどが牛乳でないミルクスタンドに変貌したというのです。ミルクスタンドの売り上げは、1位アーモンドミルク、2位ソイミルク、3位ココナッツミルク、4位カシューナッツミルク、5位ライスミルクだそうです。

日本でも「ノーミルク運動」が盛んになればいいですね。ニューヨークのような大きい都市で、かようなヴィーガン運動が花開いていくとしたら、それは本当にすごいことです。

この患者さんのみならずニューヨーク在住の知人も「今からニューヨークはすごいですよ。どんどん野菜一辺倒になっていく」と、ニューヨークの変貌を声高らかに話していました。

●その他のヴィーガン活動

①ミッドランドメモリアル病院（テキサス州にある病院）では、2016年頃からヴィー

ガン食の指導をMD（医師）が開始しました。その結果はめざましいものだったそうです。ミッドランドメモリアル病院の中で出される食事もプラントベースでホールフードのヴィーガン食が用意されているそうです。

②個人経営のクリニックでは「American College of Lifestyle Medicine」のメンバーがヴィーガン食を指導しています。この会は米ライフスタイル・メディスン学会のメンバーで1万人は超えているそうです。

③PCRM（責任ある医療を推進する医師会）では会員のMD1万2000人は自らがヴィーガン食をし、患者さんにもヴィーガン指導をしているといいます。会長のニール・バーナード博士はワシントンで開業し自費診療で数人の医師を雇いプラントベースのホールフードの指導をして成果を上げているそうです。

④フロリダ州の大手医療組織（病院経営）の病院と数か所の大病院は、2015年から医者に栄養学の勉強をさせました。そして2016年頃から患者様へのアプローチはまず食事指導（ヴィーガン）を行うことにしたそうです。

⑤ロサンゼルスの映画館・スポーツ施設・動物園・空港内レストラン・講演会場のヴィーガン運動として、2018年12月5日ロサンゼルス市の市議会議員が「ヴィーガン食を出

して選択させよう」の法案化を提案。2019年には法案が成立。これまた素晴らしいことです。

薬漬け医療からの解放

2013年にスコット・ストールという医師（MD）はプラントリシャン・プロジェクトという会をアメリカで作り、開催しました。

「プラントリシャン（Plantrician）」というのは、「Plant（植物）」と「Physician（医師）」あるいは「Clinician（臨床医）」を合わせた造語で、「プラントベースの食物の効用に関する知識を備えている医師」を意味します。

プラントリシャン・プロジェクトの目的は、プラントベースの食物の栄養が与えてくれる「偽りのない知識」を、医療従事者のみなさんに身に付けさせようというものです。全米と欧州の志の高い医者（MD）や代替医療家を参加させ、4日間に渡り泊まり込みで栄養学の授業を行い、教育する会でした。

2013年は300人ほどの参加でしたが年々増え、2017年は1000人、

2018年以降は1200人以上と参加者は年々増加していきました。

参加者は60～70％がMD（医師）で、30～40％が代替医療家でした。内容は、まさにプラントフードによるナチュロパシーを教えるもので、ベースはナチュラル・ハイジーンの栄養学です。私は2017年に参加してみました。欧米のMDたち他がこの4日間の大会で、最新かつ真実の栄養学を勉強し、どんどん育っていくのを目の当たりにしました。

この会は年々大きくなり、参加者も増えています。その結果、MDでも食事指導を最初にやってから次に薬投与というパターンがどんどん増えているのです。

ニール・バーナード博士はワシントンDCにあるジョージ・ワシントン大学の医学部の非常勤準教授です。また、『臨床のための栄養ガイド』の編集長でもあり、栄養と健康に関する著書が15冊以上もあります。

バーナード博士の生涯の目標は医師を薬漬け医療から開放し、栄養学を主にした治療に向わせることでした。そこで1985年に創設したのが「責任ある医療を推進する医師会（PCRM）」でした。PCRMは予防医学の推進とヘルスケアをめぐる論議への参加を呼びかけた、医師と支持者による全国組織です。MDはいまや1万2000人以上も参加しています。

１９９１年には博士はガンに関わるプロジェクトを立ち上げました。「ガンの予防と克服のための栄養」についての情報を提供するプロジェクトです。さらに栄養関係の研究機関として「ワシントン臨床研究センター」も創設しました。

博士は自分自身の様々な体験から「食事から改善させること」がどれほど大事なことかに気付きました。そして次のように語っています。

「西洋医学は診断と治療の面は発達している。しかし予防に関しては全くお粗末なままだ。医師は教師として人々を指導することが大事と思った。そこでＰＣＲＭを創設した。たいていのアメリカ人は1日に3度も4度も大量の薬を飲んでいるにもかかわらず、病気の根本原因の食習慣を変えようとはしない。毎日食べている食物は、薬よりもずっと大きな影響を体に与えているのだということを、ほとんどの人が知らずにいるのだ。私たちの体は心臓病、肥満、糖尿病、高血圧を自分で治す力が備わっている。悪い食事を断って治癒能力の強い食物を食べるようにしなければ治るものも治らない」。

私もまさにそう思います。「医師を薬漬け医療から開放する」ということは、アメリカやヨーロッパでは徐々に行われてきています。しかし、我が日本では、本当に全くといえるほど難しい気がしてなりません。医師の免状をもらった人は、みんな、薬漬け医療が良いと本気で思っているからです。

日本は薬業界と医師会が徹底的に洗脳しているからと思われます。悲しいことです。

ＰＣＲＭは２０２２年6月30日にアメリカ国内で１００人以上の医師、栄養士、ナース、大学教授、消防士などを集めて会議を開きました。ＰＣＲＭ代表のバーナード博士は、「政府の栄養と食品政策は、肥満と健康問題が肉食と乳脂製品に附随して起こることが十分に人々に伝えられていない」と警鐘を鳴らしました。

また、慢性疾患の予防に対して、プラントベース（植物）食品がどれほど優れているかを強調し、医療従事者が学ぶための国の奨励が不十分だと述べました。そして「プラントベースの栄養の利点を強調する政策目標が不可欠である」と結論付けました。

この会議で決まった4つの政策目標は次のものです。

①学校や公共施設でのプラントベース食品へのアクセス拡大

②学校での植物性ミルクの障壁の除去

③アメリカ人のためのプラントベース食品を推進する食事摂取基準の活用

④医師のためのより良い栄養教育の確保

注：プラントフード＝ヴィーガン

ＰＣＲＭはこのようにアメリカ政府にも提言をし、国民を健康にしようとしているのです。日本ではＰＣＲＭのような団体を作ろうとしても、まずできません。日本は利権国家だからです。本当に残念です。

さて、変わりつつあるアメリカの医療界ですが、アメリカの医師が薬を出さなくなった理由は何だったと思われますか？　実は、アメリカ人の死因の1位は2004年以降は心臓病でなく医療ミスなのです。しかもその内訳は薬物死、それも正常範囲を飲んでの薬物による死亡があげられています。普通の量で死ぬということは、いかに薬物が副作用や副反応が強いか！　ということになります。

医師はここで死んだ患者の家族から訴えられます。そして敗訴。莫大な金額を払わせられ倒産するケースが多かったらしいのです。ニューヨークのタクシードライバーには、元医師がけっこういるなどという噂話も信憑性を帯びてきます。

医師はそこで2つの選択をしたようです。

①カイザー・パーマネンテのグループに入って開業する（守ってもらうため）
②栄養学を勉強し、西洋薬を出さずに患者を治す

しかし、カイザー・パーマネンテの医師も、半数以上の医師は最近は薬を出さない治療を始めたといいます。

「栄養学指導で病気を治す」といったやり方がアメリカで、徐々に増えていっているのはかような背景があるからのようです。

イギリスの大医療革命

最近のイギリスの食による健康改革は目を見張るものがあります。それは図表1と2を見れば一目瞭然です。心臓病も脳卒中も著しく改善しているし、本来は上昇するのが当然の認知症も大きく良くなっていることがわかります。

認知症に関しては対照として日本の認知症の変遷（図表3）を載せましたのでますます明確でしょう。日本の場合、２０２５年からはあくまで予測値ですのでこうなるとは限りませんが、まず現状が今のままならこのように年々増加していくことは間違いありません。

一方、イギリスは最近になって認知症がどんどん減ってきているのです。日本の増加一辺倒に比してこの改善は驚くべきことと言わざるを得ません。日本の認知症の増大と比べてみるとその違いに驚くことと思います。日本は階段を上がるように上昇しているのです。もちろんイギリスがドーンと減っているのは対策がしっかりしているからなのです。

食習慣や文化、社会構造など多くの問題が複雑に絡み合っている病気への対策は、なかなか成果が上がらないものです。そうしたなか、国をあげた取り組みで目覚ましい成果を上げたのがイギリスなのです。

２００３年まではイギリスでは心疾患と脳卒中を中心とする生活習慣病が問題になっていました。イギリス政府がその対策として目を付けたのが塩分です。イギリス国民は日本に劣らず塩辛い料理を好んでいたの

（図表1）イギリスの死亡率の推移（10万人あたり）
（Queen Mary University of London 2013年）

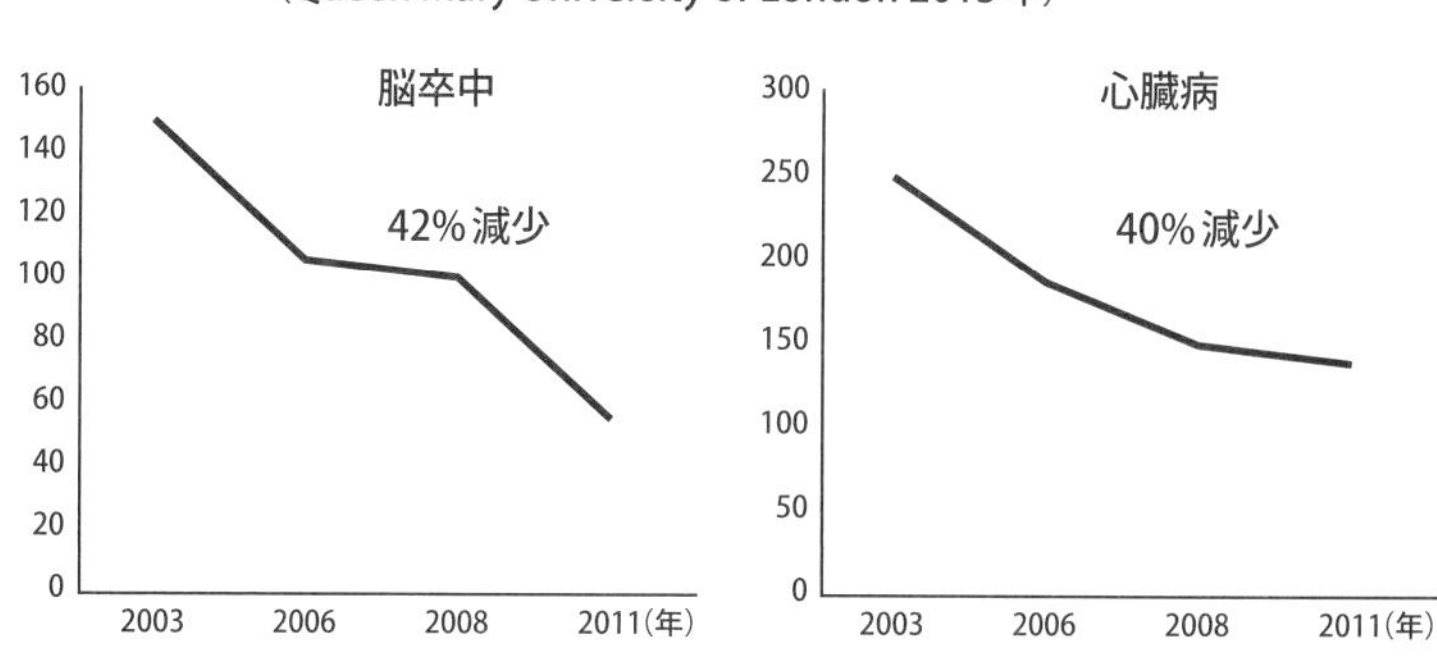

です。

プロジェクトの中心となったのは、イギリスの食品基準庁（Food Standards Agency,FSA）です。食品分野におけるイギリスの公衆衛生の維持を責務とする食品基準庁は2006年、パン、ケチャップ、ポテトチップス、チーズ、ソーセージなど85品目に、4年間で減塩する目標値を設定し、食品メーカーに自主的な達成を促しました。

なかでも、食品基準庁がターゲットにしたのがパンです。パンは食塩を大量に含む食品とされており、イギリス国民の塩分摂取源の実に18％がパンによるものでした。これは、ベーコンやハムなどの食品と比べても高い数字で、単一の食品として最大の摂取源になっていました。そこで食品基準庁は、国内のパン製造業者に減塩を強く働きかけました。

（図表2）イギリスの認知症有病率

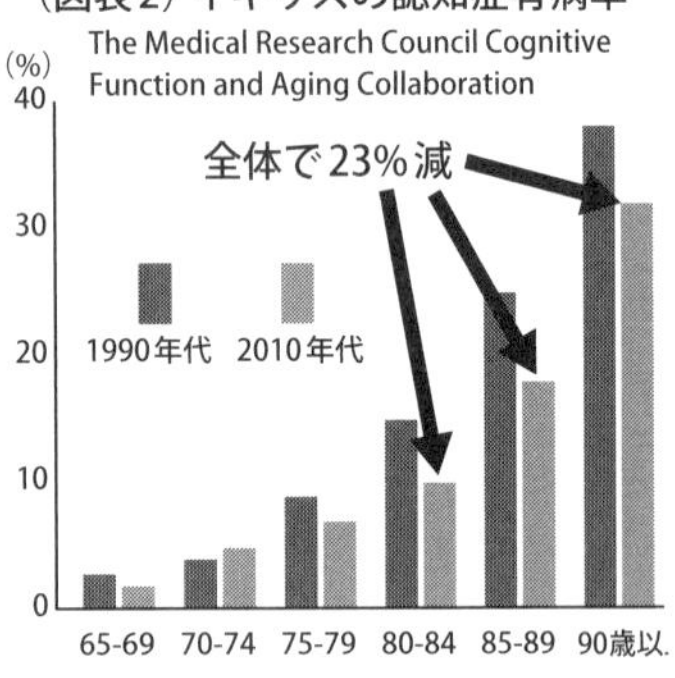

（図表3）日本の認知症の変遷

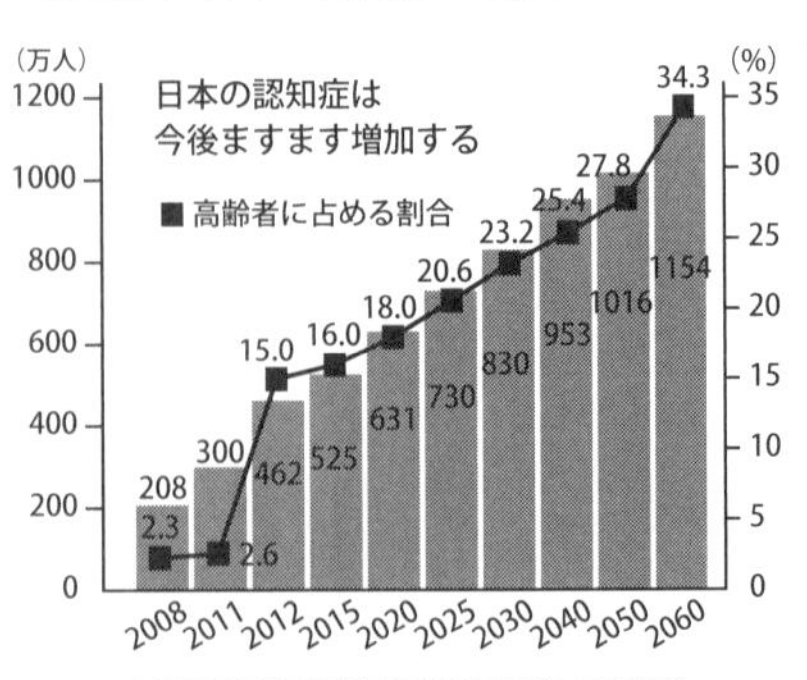

当然パンメーカーは反発。そこで、医学や栄養学を専門とする科学者たちによって組織されたCASH（Consensus Action on salt and Health 塩と健康に関する国民会議）という団体が発した、6週間かけて徐々に減塩する方法を実験しました。

6週間後、味の違いについて感想を聞いたところ、段階的に25％まで減塩したパンに対しても「味は変わらない」と消費者は判断。CASHの粘り強い研究活動が、政府やメーカーを動かし、野心的な減塩プロジェクトが始動したのです。

取り組みは、最初の年は2％の減塩から開始したものの、その後7年間かけて、最終的には塩分を20％まで減らすことに成功しました。

こうしたイギリス政府の国をあげた減塩政策は目覚ましい効果をあげています。2003年から8年間で、国民一人当たりの1日の塩分摂取量は1g以上も減少。虚血性心疾患や脳卒中の患者にいたっては実に4割も減少しました。これによって、年間15億ポンド（約2300億円）以上の医療費が削減できたとされています。

イギリスは2000年を越えてからどんどんヴィーガンの食事を摂る人が増えてきました。ヴィーガン人口は、2014年　15万人／2016年　27万6000人／2019年　60万人／2025年（予測値）　120万人

(図表4) 果物と野菜(各100g)のORAC(活性酸素吸収力)老化防止指数

ブルーベリー	2,400
ブラックベリー	2,036
クランベリー	1,750
イチゴ	1,540
ラズベリー	1,220
プラム	949
アボカド	782
オレンジ	750
赤紫のブドウ	739
チェリー	670
マンゴー	302
赤肉メロン	252
バナナ	221
リンゴ	218

クレソン	2,223
ケール	1,770
ホウレンソウ(生)	1,260
アスパラガス	1,241
芽キャベツ	950
アルファルファ	930
ブロッコリー	890
ビート	840
緑茶	831
赤ピーマン	731
かぼちゃ	404
コーン	402
ナス	390
ニンジン	207

※『50代からの超健康革命』松田麻美子著

これを見ると日本は本当に遅れていると言わざるをえません。

図表4のORACとは活性酸素の吸収力を表しています。慢性の病気の直接原因は活性酸素(酸化)ですから、それを退治したり、捨て去る力が健康をつくります。とするとORACの高いものは最大の健康食と言っても過言ではありません。果物や野菜がどれほど素晴らしいものかが分かると思います。ORACが低くても抗酸化力はしっかりありますから悪いわけではありません。

イギリスの医者は栄養学を勉強しました。そして「抗酸化力の高い野菜」を患者さんに食べさせました。あれもこれもと話をすると混乱しかねないため、まず徹底的に食べることを指示した野菜があります。それは「クレソン」でした。図表4を見ると分かりますが、ORACの酸化防止野菜の第一位の野菜はクレソンであり、またイギリスでは比較的手に入りやすいこともありました。

その結果、2003年以降、イギリスではクレソンブームが沸き起こりました。もちろんクレソンだけを食べさせたわけではありません。1991年に「アメリカ対ガン協会」が健康になる9か条で第1位に打ち出した「アブラナ科野菜」並びに「フルーツ」も当然食べるよう指示したのでした。イギリス国民はクレソンを筆頭に、こぞって生野菜を食べ始めたのでした。

イギリスでは医師にも対策を講じました。1997年以降かなりの医師を集めて栄養学の講座を開き勉強させました。2003年以降は教わった栄養学による治療を開始しました。特に慢性の疾患（生活習慣病全て）と急性気管支炎は薬を使わず栄養学による食事指導で治療するやり方になったから驚きです。

例えば高血圧症の人が来たら、降圧剤は出さないで断食をしばらくさせてから、ローフード50%のヴィーガン食にさせるというやり方でした。このやり方で見事に血圧は正常化するのでした。血圧が下がり、良くなったら患者名と症例経過を医師は国に報告。ポイントがつく。そのポイントがいくつか貯まったら国は医師にお金を振り込むというシステムになったのです。患者にとってももちろん、医師にとっても良い方法なのです。これは驚くべきかつ素晴らしい体制です（この結果、イギリスの医師たちの収入は大変増加しました。全体収入の15％にも及ぶ人も出たといわれています）。

特に薬を使わなくなった疾患は、糖尿病、高血圧症、高脂血症、狭心症、脳梗塞後遺症、パーキンソン病初期、多発性硬化症、腎不全初期、メニエール氏病、慢性頭痛、急性気管支炎や風邪、などでした。

医者にポイントをつけ報酬を与えるというこの制度は、前提として「西洋薬を使わずあくまで食事改善で」としました。その結果はめざましいものがありました。脳卒中患者も心臓病患者もどんどん減っていったのです。国としては脳卒中改善と心臓病改善に重点を置いていたのですが、良い意味での思わぬ出来事として認知症まで良くなっていたのです。約20年間で認知症の有病率を22％も下げられたのでした！　国はおそらく、「食事を良くすれば何でも良くなる」と思ったことでしょう。

では国が医者に教えた食事内容は何だったのか？　それはまさしく「ヴィーガン食」でした。つまりプラントフードかつホールフード中心で、ローフード（生食）半分、加熱食半分のやり方です。特に重点的に教えたのが「酸化」つまり「活性酵素」の害。そこで選ばれたのが抗酸化力の強い野菜やフルーツでした。

イギリスはその他にも以下の対策をとりました。

●「タバコの自動販売機撤去」「タバコの陳列を禁止」

イギリスはタバコが病気の元凶として忌み嫌い、右の2つを命じました。これではタバコを買うところがありません。その結果、喫煙率は著しく減り、ほとんど吸う人はいなくなったのでした。

●「減塩食品を増やす運動」

大手スーパーその他スーパーマーケットと一体になり減塩食品を増やしました。また医者に減塩指導を徹底させました。パンには塩が意外と多く入っているため、業者に命じ思い切り塩を減らしたパンを作らせました。現在イギリスで売っているパンは減塩パンばかりです。

また、イギリスの特徴として、高層ビルが少ないということがあります。イギリスに高層ビルは全くないのか、といわれると、少しはあるのですが、高くて3階までの住宅だけです。高層ビルの上階はマイナスイオンが極めて不足しプラスイオンだらけになり、病人が増えることが分かっているからです。

ヨーロッパのヴィーガンブーム

私の患者さんでドイツに住んでいる人が何人かいますが、その人たちの情報や松田麻美子先生の情報によると、ヨーロッパではどんどんヴィーガンが根付いてきているらしいです。ベルリンに住むドイツ人と結婚したある女性（患者）は次のようにメールで言っていました。「ヴィーガンのレストランやショップやマーケットがベルリンにどんどんできているのですよ。私のようにほとんどヴィーガンの人間にとっては本当にありがたいです。それにしても空港でもヴィーガンショップができました」と。

ちなみにドイツはヴィーガンとはいわず「ヴィガーン」というそうですが、ここでは混乱を避けて「ヴィーガン」で統一させていただきます。

ドイツのヴィーガンブームはすごい勢いで広まっているのですね。あと5年もすればもっともっとヴィーガンは根付いていると思います。同様な報告はデュッセルドルフに住む日本人からもありました。そこでもヴィーガンショップができており、ヴィーガンをやる人が少しずつ増えているそうです。

ヨーロッパはイタリアもバルト三国もかなりベジタリアンが増えていると聞いています。なかでもすごいのがバルト三国のリトアニア。ここのヴィーガンブームはドイツ以上です。現在のヨーロッパのヴィーガン割合を調べてみました。

・ドイツ 約10％（ベルリン 約15％）・イタリア 約10％
・スイス 約14％・リトアニア 約15％

ドイツでは国民の44％が肉を食べない生活（ローミートダイエット）を実践。イギリスでは２０１９年60万人、２０２５年１６０万人（予測）と急増。リトアニアでは、医学部の教科書で「栄養学」をメインテーマとして採用。２０１９年から国家試験でもかなりの比率で栄養学が入るようになりました。今後もヨーロッパ全土でヴィーガンブームが加速することが予測されます。特にチェコとバルト三国のヴィーガン人口は、20％に向かうと予測されています。

先にも述べましたが、アメリカでも、どんどんプラントフード（ヴィーガンの食事）を食べる人が増えているのです。アメリカのカリフォルニア州では、大きな会館や劇場や空港、病院、老人ホーム、刑務所などのレストランは「ヴィーガンの食事を作り、それを提示する義務」を定めました。これはすごいことですね。しかし日本は欧米とまさに反比例のひどさ。肉やチーズの売上げは増々伸びているのです。本当に何とかしないとどんどん病人が増えること間違いありません。

ヨーロッパのなかでも特に進んでいるのがリトアニアです。リトアニアという国は共和国です。6．5万平方キロメートル（九州をちょっと大きくしたくらい）で人口282万人という小さな国。首都はビリニュス（人口約58万人）。

この小さな北の国、リトアニアは、意外ですが大麻畑がいっぱいあるそうです。もちろん麻薬中毒患者を育てるためではありません。医療大麻ＣＢＤ（カンナビジオール）を作るためです。医療大麻の栽培は世界的で東南アジアは元より中国、カナダ、アメリカ、南アメリカでも盛んです。幻覚成分さえ抜いておけば、ＣＢＤとして売って良いことになっているからであり、また、このＣＢＤの薬効効果は抜群だからです。２０２３

年の世界で最も売れているサプリメントの種類別1位はこのＣＢＤらしく、1年間で２３０億ドル（約3．7兆円）の売り上げといいます。こんなにも世界中から、このＣＢＤが発売されているのです。

これだけ売れるのは、やはり、薬効効果が大変あるからに違いありません。しかも副作用なしで。ですから各国でＣＢＤが出ているのですが日本では２０２０年6月に輸入品で幻覚成分ＴＨＣ（テトラヒドカンナビジオール）が入っていないならＯＫとして解禁されました（一応幻覚成分があるとして、これを排除してＣＢＤを出すよう法律で指示されている。しかしアメリカではたいして幻覚成分はないとしてＴＨＣ入りでＣＢＤは出されるようになった）。そこで色々な国からＣＢＤが輸入され売られるようになったのですが、質の高さではこのリトアニア産が最高とされます。

殺された安倍晋三元総理はこのリトアニア産のＣＢＤを多飲して持病の潰瘍性大腸炎を治したといわれました。彼のＣＢＤは、単にカンナビジオールのみならず、テトラヒドカンナビバリン、カンナビクロメン、カンナビゲロールといった大麻の中にある薬効成分をＴＨＣを除いて全て入れたものでした。ちなみに私の出しているＣＢＤは安倍元総理のと全く同じものです。

リトアニアのすごいのは、ヴィーガンがどんどん増えていること。15％以上の国民がヴィーガンまたはベジタリアンをやっているといわれます。また、それを受けて医師会と国が栄養学に眼をつけ、医科大学のカリキュラムに栄養学の授業を大幅に入れ、さらに国家試験でも約半分は栄養学の試験が出されるようになったことです。

そのため、医者になっても、薬漬け医者はほとんどいないことになります。現在の医師も新たに栄養学（ナチュラル・ハイジーン方式）を勉強して同調しようとしているらしい。これもすごいことです。

ヴィーガンブームのきっかけとなった『マクガバン・レポート』

アメリカあるいはヨーロッパ諸国でヴィーガン運動が始まったと最初に書きました。それにしても2000年以降の欧米諸国の急激な変貌には驚かざるを得ません。特に欧米の2010年からのヴィーガンブームは今の日本では考えられない出来事です。かような欧米のヴィーガンブームがなぜ2010年を越えてから起こったかをここで検証したいと思います。

最大のキッカケはやはり1977年1月にアメリカで発表された『米国上院議員栄養問題特別委員会報告書』でした。あまりに長い名前のレポートなため、この委員長の名前を取って『マクガバン・レポート』といいます。ジョージ・マクガバン氏は1961年のケネディ大統領時代「平和のための食事計画」の責任者であり、1972年の民主党の大統領候補にもなったほどの人でした。

では、なぜこの『マクガバン・レポート』が出現しなくてはならなかったのか、です。

1971年にニクソン大統領はアメリカ建国200年が1976年に来ることから国策として「ガン撲滅」を掲げたのでした（アメリカの建国は1776年で南北戦争終了後統一）。

しかし、この「ガン撲滅運動」は全く何の効果も得られず挫折しました。その理由は一にも二にもただただ抗ガン剤の新しい開発にのみ全勢力を傾けたからでした。どんなに新しく抗ガン剤を開発して作っても、ちっとも成果は上がらなかったのです。

1975年、ニクソンに変わって大統領になったフォード大統領は次のように言いました。

「アメリカは医療の先進国だ。医療の発展のために莫大な金をかけているのだから患者が減っても良さそうなものだが患者も医療費も増え続けている。何かが間違っているのではないか？　この問題を解決しなければアメリカの未来はない」。

そしてさらにこうつけ加えました。「上院議会に栄養問題の特別委員会を設置し国家的な大調査をして原因の追究をしようではないか」と。

フォード大統領の提案を受けて１９７５年に上院議会は動きました。そこでできたのが『米国上院議員栄養問題特別委員会報告書』、通称『マクガバン・レポート』でした。このレポートにはマクガバンを筆頭にパーシー、エドワード・ケネディ、ドールといった大物議員も名を連ねたことでも有名になりました。


調査はアメリカらしく徹底したものでした。アメリカ議会は世界中から３０００名を超える医師や栄養学者や科学者、生理学者を集め、過去１５０年間に渡る医療を元に調査と考察を行いました。この３０００名以上の学者たちによるレポートは５０００ページにものぼるすさまじいものでしたが、結論はさらに驚くべきものでした。

５０００ページのレポートを読んだ上院議員たちは、その内容にクレームをつけました。「このまま発表したら大変なことになるのではないか？」「少し訂正して柔らかくして発表したほうが良いのではないか？」などといった意見が乱れ飛びましたが、議長のマクガバン氏は少しの訂正もせず、そのままの形で発表しました。1977年1月のことでした。5000ページにも及ぶレポートではありましたが、その結論は明確なものでした。「先進国ほど不自然でひどい食事を摂っている（ハンバーガーやステーキ、アイスクリーム、炭酸飲料を名指しで批判）。こうした悪い食事がガン、心臓病、糖尿病などをつくっている。我々は即刻食事内容を改めなければならない」。さらに「どれだけ巨額の医療費をつぎ込もうと、それが国民のためになれば良い。しかし現状は全く逆だ。このままの状態ではアメリカという国家そのものが、病気のために破壊してしまうだろう。ガンや心臓病、脳卒中などの病気は肉食中心に偏った食生活が引き起こした「食源病」であり、こういった病気は薬では治らない。我々はこの事実を率直に認め、早急に現在の食事の内容を改める必要がある」と述べ、ただちにその改革に取り組むよう政府に強く勧告したのでした。

こうして発表された『マクガバン・レポート』は、アメリカの医学界や栄養学会の学者たちが見落としていた食事内容の問題点を、公式の立場から初めて明確に指摘したものになりました。今改めて読み直してみても、この『マクガバン・レポート』の真実性には驚愕と尊敬の念を禁じ得ません。

では、あらためて『マクガバン・レポート』の結論を以下に羅列してみます。

・ガン、心臓病、脳卒中など主要な死因となる病気の原因は間違った食事である。原因は「食源病」だ。

・特に高タンパク質、高脂肪に偏る肉食中心の食生活が間違っている。

・先進国ほど不自然でひどい食事を摂っている。

・アメリカ人は野菜の摂取が少な過ぎるし、加工食品の多食によってビタミン、ミネラル、食物繊維が不足している。

・アメリカ人は砂糖を摂り過ぎている。

・薬で病気は治らない。

・20世紀初頭の食生活に戻りなさい（1910年までは肉は食していない）。

※筆者注：19世紀のアメリカでは、心臓病もガンも脳卒中もありませんでした。この時代は結核やチフスや急性疾患で亡くなるケースが多かったのです。その理由は信じられないかもしれませんが19世紀のアメリカ人は、肉をほとんど食べていなかったからです。

『マクガバン・レポート』では具体的な対策も提示しています。

①野菜、果物、全粒（未精製）穀物による炭水化物の摂取量を増やす。
②砂糖の摂取量を減らす。
③脂肪の摂取量を減らす。
④特に動物性脂肪を減らす。脂肪の少ない赤身肉や魚肉に替える。
⑤コレステロールの摂取量を減らす。
⑥食塩の摂取量を減らす。
⑦食べ過ぎをしない。

つまり『マクガバン・レポート』では肉や乳製品を減らし、できるだけ未精製の穀類や野菜、果物を多く摂るように勧告したのでした。そして同レポートではアメリカ国民に対して20世紀初頭の食事内容に回帰することを提言しました。

アメリカは20世紀初頭というよりは19世紀は、ほとんど肉は食べておらず、比較にならないぐらい健康だったからです。またこの7項目の改善目標は目安がありました。それはなんと日本の和食メニューだったそうです。当時の日本の和食メニューはかなり良いものだったとなります。

同レポートでは食事内容を改善すれば

・ガンの発症もガンによる死亡も20％減少

・心臓病は25％減少

・糖尿病は50％減少

と推計学的予測も出していました。

実際その後の政策によりアメリカにおけるガンの死亡率は20年間で16％も低下したのでした。

アフリカで急に病気が増えた理由

『マクガバン・レポート』にはトロウェル博士（イギリス王立医学会議）とバーキット博士による、アフリカでの調査報告もあります。

トロウェル博士はイギリス政府から戦前に派遣されウガンダなど当時のイギリス属領諸

国政府の顧問医を30年も務めた人です。その体験をもとに『アフリカ医学辞典』も編集しました。食物繊維の重要性を一早く見抜き、発表した人でもありました。それはアフリカでの体験によります。トロウェル博士は「アフリカの原地人たちは、１９６０年頃まではほとんどの病気にかかっていなかった」と述べ上記の表を完成させました。

アフリカの黒人たちの主食は食物繊維の多いタロ芋が主でした。おかずは野菜や豆、芋といった植物性食物が主体でした。しかし、アフリカ人は１９６０年を越えてからどんどん病気が増えるようになっていきました。その理由は１９６０年頃から悪い食物が欧米からアフリカに流入してきたからだと博士は結論付けました。

「問題は食事の内容だ。アフリカの黒人たちをイギリス軍に入れるとイギリス的な病気に

（図表5）先進国ではごく普通の病気になっているが、1930年～60年の間のアフリカにはほとんどなかった病気

消化器関係の病気
便秘、虫垂炎、大腸憩室症、痔、大腸炎、潰瘍性大腸炎、大腸ガン、大腸ポリープ、裂孔ヘルニア
代謝および心臓血管病などの血管病
肥満、糖尿病、心臓病（虚血性＝つまり先進国型心臓病）、脚部動脈硬化症、アンギーナ、静脈瘤、静脈血栓症、肺動脈血栓症、胆石、痛風、腎臓結石、脳卒中、高血圧
内分泌関係病など
甲状腺中毒症、粘液浮腫、橋本病（リンパ腫性甲状腺腫）、アジソン氏病（副腎皮質分泌不全症）、低血糖症、リューマチ性関節炎、多発性硬化症、骨多孔症、変形性骨炎、悪性貧血、亜急性結合変性（脊柱の変性）、乳ガン

※トロウェル博士（英）が上院委に提出した資料より

ちゃんとなる」と述べたのです。

博士は図表5のような病気がアフリカになく先進国民に存在する違いは一にも二にも食事内容の違いであり、人種的な体質の違いではないと言い切りました。博士は先進国とアフリカ人の食事の違いについて「先進国の国民は動物性タンパク質狂いだ！」と言ったといいます。

エドワード・ケネディ議員はこのトロウェル博士のマクガバン委員会の会議場での吐き捨てるような言葉を聞き、「我々は馬鹿だった。我々は進んだ先進国民で良い食事をしていると思っていた。食事のことはアフリカ黒人に学ばねばならない」と、述べたのです。

しかし、この病気のなかったアフリカ黒人たちは1960年以降少しずつ病気だらけになっていきました。トロウェル博士は次のようにも言っています。

「私は1970年代になって、かつての任地アフリカのウガンダを再び訪ねてみました。すると、大都市には大きな糖尿病の専門病院まで建っていましたし、町には肥満体の黒人の姿が増えていて、これには驚きました」と。

アフリカにかつてはなかった病気（つまりあらゆる病気）が急に増えたのです。その理由は食生活が欧米化したからです。肉、鶏卵、あらゆる油脂、パン、西洋菓子、チョコレートといった「動物性タンパク質」と「精白食品」と「高GI食」といった、「抗酸化な栄養素と食物繊維のほとんどない食品」がアフリカ大都市にあふれかえって存在するようになったからでした。その結果は当然なことですが、図表5のような病気の出現でした。

医師であるイギリス人のデニス・パーキット博士は、やはり同様に戦中からアフリカの田舎に20年以上も住み、アフリカの黒人たちの治療をしてきた人です。その意味ではトロウェル博士と同じような経歴を持った人でした。

このパーキット博士の素晴らしい面は、アフリカの黒人の病気をつぶさに観察したことでしょう（その点ではドイツのシュバイツァー博士と一線を画します。シュバイツァーは戦前アフリカに渡りましたが、チョコレートや菓子を配ったりしてかえって病人をつくり、アフリカ人の反感を買った人だったようだからです）。

「アフリカの黒人たちは大腸ガンがほとんどなく、自国のイギリス人（特にスコットランド人）には大腸ガンがあふれかえっていた。その理由は食物繊維の摂取量と排便量の差であった」。

バーキット博士はアフリカの田舎の人とイギリス人を比較検討した結果、かように結論付けました。博士は『大便の滞留時間とガン（特に大腸ガン）との関係』を研究した人であり、トロウェル博士に並んで『マクガバン・レポート』に発表した医師でした。図表6はこのパーキット博士が『マクガバン・レポート』に提出した統計です。

この表をみると当時のアフリカ人は35時間で排便するが、その量たるや1日で平均400gも出ているのです。多い人では600g以上も出すとなっています。そしてかような大便量の多いアフリカ人ほど、大腸ガンはいないと記されています。

一方、北アメリカ人、西ヨーロッパ人、オーストラリア人（つまりアメリカの北とイギリスやドイツやオランダ、デンマーク、ノルウェー、スウェーデン、フィンランド人とオーストラリア人、ニュージーランド人）は大便の排泄には実に手間取り70時間も

（図表6）

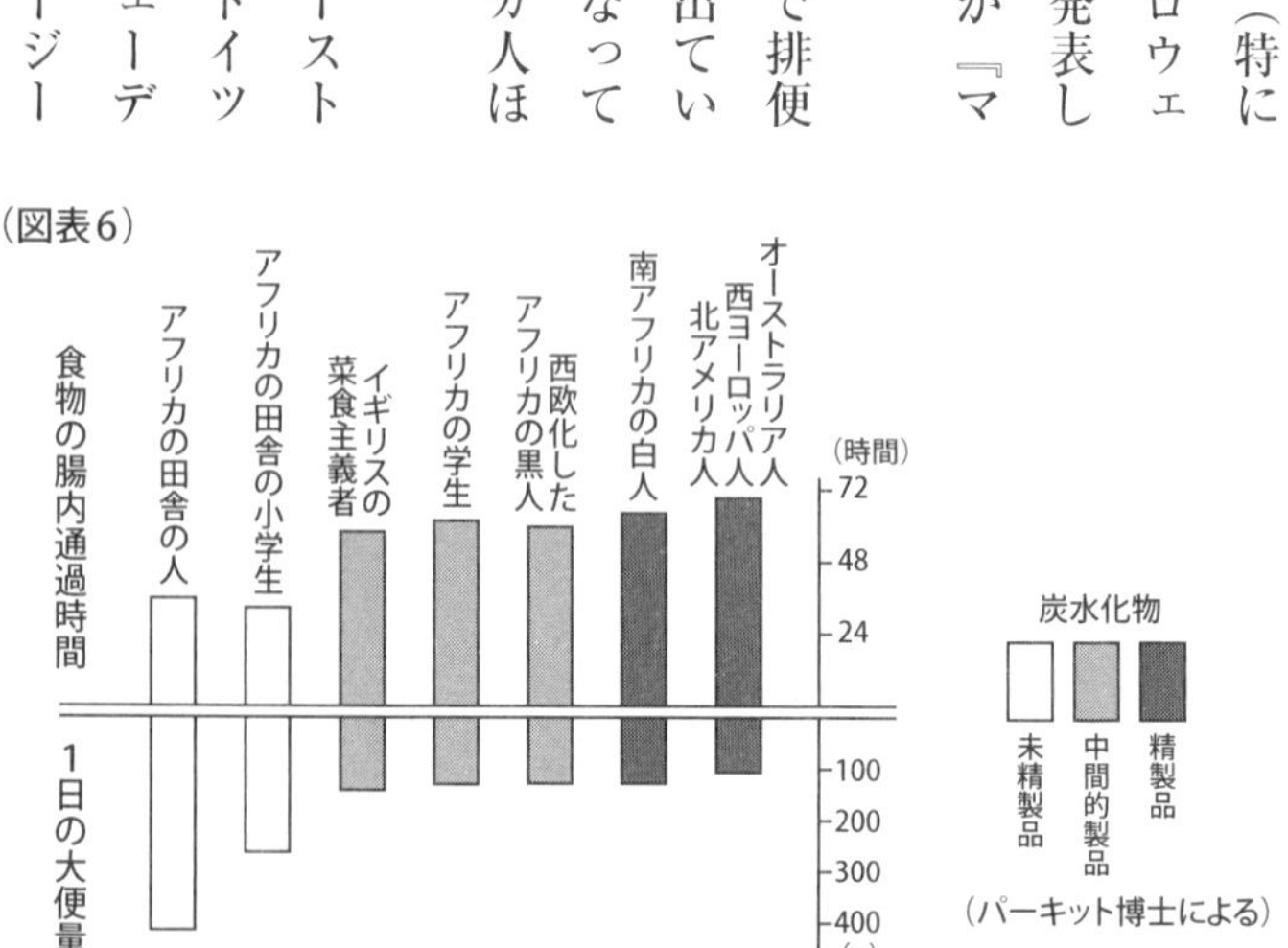

かかっており、1日の排便量は平均104gという少なさなのです。

問題は大便の量と病気（特に大腸ガン）の関係ですが図表7と8で明確に判明します。すなわち、アフリカの田舎の代表的な国（部族）のウガンダ人は、大腸ガンは非常に少なく、イギリスのスコットランド人はやたらと大腸ガンが多いということが図表7で分かります。

図表6では南アフリカの白人が北アメリカ人やイギリス人などの次に便量が少なく、その次に少ないのが西欧化したアフリカ黒人となっています。つまり黒人だから大腸ガンが

（図表7）繊維摂取量と大腸ガンの関連

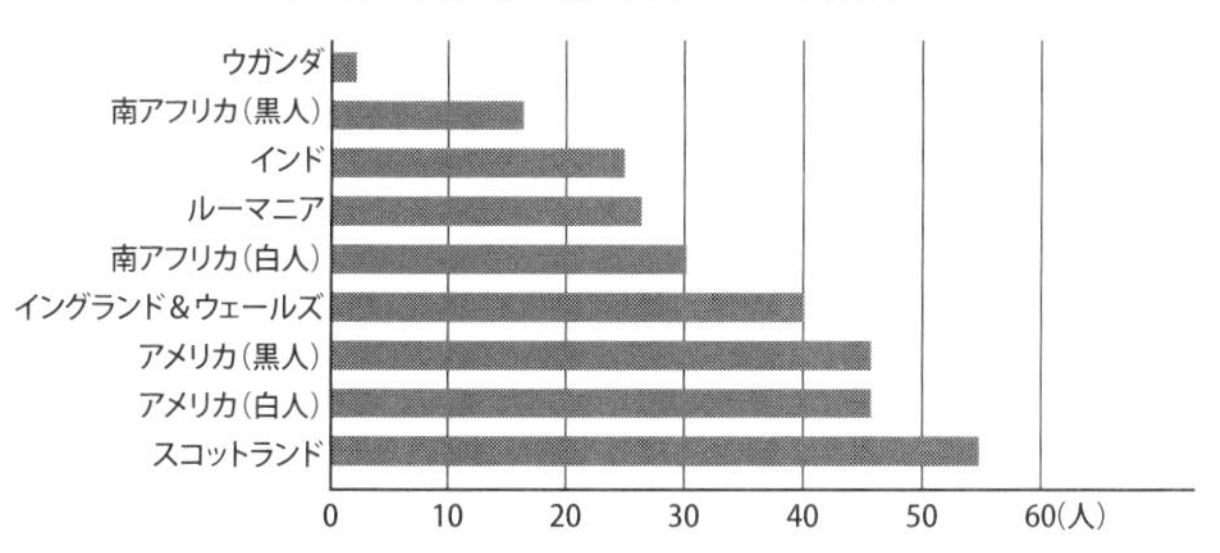

繊維摂取の多い国ほど、大腸ガンは少ないことを示している（トロウェル博士による）

（図表8）食物繊維で大腸ガンが減少する

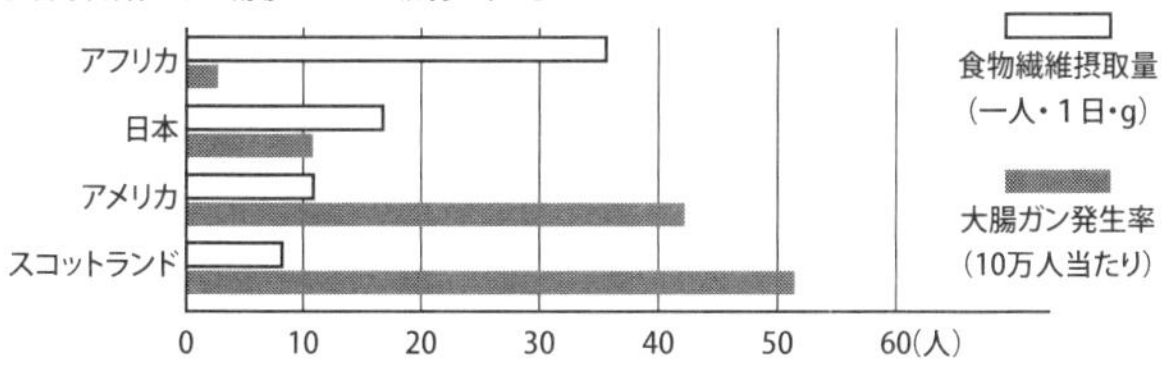

少ないわけではないことがよく分かります。

図表8で分かることは、かようなウガンダ人他のアフリカ黒人の田舎の人は1日に36g以上も食物繊維を摂っており、そのため排便量が極めて多いことです。彼らアフリカの原地の黒人の1日の排便量は400～600gという多さだそうです。一方、スコットランド人（西ヨーロッパ人、オーストラリア人、北アメリカ人も）は1日9gしか食物繊維を摂っていないため排便量が極めて少ないことでした。この排便量の多い少ないが大腸ガンを左右する因子としたのです。オーストラリア人、西ヨーロッパ人、北アメリカ人の糞便の量は72時間（3日間）で108g、つまり1日35gしか出ていなかったのです。

ただ、ウガンダ人でもほんの少しですが大腸ガンの人がいるのは、恐らくウガンダの政府高官または一部の富裕層でしょう。彼らはスコットランド人と同じような食物繊維の極めて少ない食生活をしていたから大腸ガンになったに違いありません。

図表6～図表8を見ると次のことが分かります。

・大腸ガンになる人は食物繊維摂取量が少なく排便量も少ない。

・大腸ガンにならない人は食物繊維取量が多く排便量も多い。

・大腸ガンになる人は腸の通過時間が大変長く、ならない人は比較的短い。
・黒人だから大腸ガンが少ないとか白人だから大腸ガンが多いとかいうことでは全くない。
・アフリカ人の田舎の人は植物性の食物繊維の多い食物中心の食生活だった。
・トロウェル博士の研究とパーキット博士の研究での結論は全く同じだった。

『マクガバン・レポート』の意義

『マクガバン・レポート』の意義は極めて大きいものがありました。しかし、食肉業界、薬剤業界、乳脂製品業界などの業界、つまり巨大資本企業によって徹底的に叩かれ、もみ消されそうになりました。これらの企業にとってはこのレポートはあまりにも不都合だったからです。それにもかかわらず「正しいこと」は静かに浸透し、少しずつ人々に受け入れられていくようになりました。

どんなにもみ消そうとしても排除しようとしても「正しいことは残る」といったようなこととなっていきます。『マクガバン・レポート』は大衆に正義を訴えたレポートでした。

その内容がシンプルでかつ正しければ人々にはいつかは受けいれられるのです。『マクガバン・レポート』が大衆に訴えたことは大きくいって3つありました。

1つ目は、生活習慣病の多くが劣悪な食事が原因と見抜き提示したこと。つまり「毎日食べている食事内容が悪ければ悪いほど生活習慣病のリスクが高まる」ということを認識させたこと。

2つ目は、米国人の平均的な食事が生活習慣病をつくる内容だったこと。つまり砂糖や砂糖菓子の大量の摂取と同時に動物性タンパク質（肉、加工肉、鶏卵、牛乳、チーズ）と動物性脂肪の大量の摂取を指摘したこと。また反対に食物繊維の極端な不足を指摘したこと。

3つ目は、薬（西洋薬）で病気は治らないと述べたこと。つまり薬を使う前に食生活を正せと訴えたこと。

これは1977年までの「常識」を大きく覆す内容でした。それまでの常識は「動物性タンパク質は体に良い」「パン食は常識」「デザートに甘い菓子」「薬で病気は治る」が常識だったのです。それをことごとく覆した発表が『マクガバン・レポート』だったのですから、肉や牛乳や精製パンや薬で生きてきた人たちにとってはただただ腹立たしい発表でしかなかったのは当然でした。

そこでこれらの業界のものすごい猛反発が起こりました。この猛反発は半端なものではなかったのです。蓄産業界、乳脂製品業界、農業団体、あらゆる食品業界、製薬業界、医師会などの反発は凄まじいものでした。まず、農業団体と食品業界がブーイング。

「農作物の売り上げが半減してしまう」「半分は在庫になってしまう」

さらに、怒りをむき出しにしたのが製薬業界でした。

「病人が減ったら薬の売り上げは激減だ」「これだけ患者が減ったら医者は大量失業だ」

そして、各マスコミも口をつぐみました。かような業界は超ビックスポンサーだったからです。

また、産業界、政界からも猛反発が起こりました。その矛先はマクガバン上院議員他5名でした。

こういった大変な妨害があったにもかかわらず、アメリカは年々正しい方向に向かい、動き出していくのですから素晴らしいです。それもこれも含めてこの『マクガバン・レポート』が契機となりました。ですからこれほど意義深い発表はなかったと言っても過言ではありません。

このレポートが発表される前に読んだ同僚の議員たちは、「レポートの発表は今はやめておけ」「出すなら思い切り手を加え刺激しない内容にすべき」など、発表後の心配を何人も口にしたそうです。しかしマクガバン氏は信念の人でした。一切の訂正なしでそのまま発表したのです。そして起こったことはこのレポートへの悪口雑言であり、発表した議員（マクガバン氏他5名計6人の上院議員）への中傷でした。それは多方面から行われたといわれています。

そのため1980年の上院議員選挙ではこのリベラル派議員6人は全員落選してしまいました。彼らは食品業界の圧力でペテン師扱いされたからです。

この『マクガバン・レポート』潰しは次の力で行われたと、後に『チャイナ・スタディ』を出版したキャンベル博士は言っています（『チャイナ・スタディ』も同様に潰されたため『第二のマクガバン・レポート』といわれています）。

・巨大食品企業のマネーパワー　によって
・スパイ活動を行う科学者たち　によって
・どうにでもアレンジできる業界　によって

キャンベル博士は『チャイナ・スタディ』の中でどれほどの『マクガバン・レポート』

潰しがあったかを手短に書いていますが、その中での代表的な例を引用します。

まずは公衆栄養情報委員会の話です。アメリカには米国栄養学界というひとつの組織が政府の中にあるのですが、1980年にその内容のひとつの分野として設けられたのが「公衆栄養情報委員会」でした。この会は公衆衛生的に栄養の摂り方を研究する目的で作られた会で、選ばれたのは有名な大学で栄養学を研究している教授18名。キャンベル博士もこの一人でした。この18名のトップになったのはオルソンという教授でした。

このオルソンとその他の教授たちはなんと業界の言いなりになり、業界側を守る立場を保持した上での研究となりました。反業界派はなんとたった一人で、キャンベル博士だけでした。

このオルソンとリーダーの3人の教授たち（たぶんその他14人の教授も）は、業界からの賄賂づけをよしとし、高額な金銭を受け取り、飛行機はファーストクラス乗り放題、高級レストランはしょっちゅう、高級ホテルは泊まりたい放題。オルソンはその返礼にテレビに出演。テレビの前で肉の多い脂肪たっぷりのアメリカ人の食習慣を褒めたたえ「アメリカ人の食生活は素晴らしく良い」と発言し、さらに「マクドナルドのハンバーガーは栄養的に申し分ない。『マクガバン・レポート』は全て間違っている」とまで述べたのです。

このマクガバン潰しの話は些細なひとつにしか過ぎません。とにかく『マクガバン・レポート』は各所から激しい批判や中傷を受け、徹底的にやられたのです。国民はかようなことから『マクガバン・レポート』は間違いだと思うようになり、忘れていきました。

『マクガバン・レポート』は日本には当初入っては来ませんでしたが、ライターの今村光一氏が翻訳し発表します。時は1987年（昭和62年）。タイトルは『いまの食生活では早死にする』で、副タイトルは「アメリカ上院栄養問題特別委員会レポート」でした（経済界刊）。

私はこの本でアメリカの動きを初めて知り、驚いた記憶があります。ところがこの今村光一氏は何か悪いことをした訳でもないのになぜか逮捕され4か月間も刑務所に入れられてしまいました。出てきた時はよほどショックだったのか、すぐ肺ガンになり亡くなられました。今村氏逮捕も何らかの政治的なものがあったのかもしれません。

さて、マクガバン氏は落選の後、不遇の中で生活していましたが、1988年当時のクリントン大統領は彼を国連食糧農業機関（FAO）のアメリカ大使に任命します。2000年には「大統領自由勲章」と「国連世界食糧計画（WFP）」の「生命のための食糧援助賞」を受賞。その後いくつもの賞を受賞。2012年12月21日に90歳で惜しまれてこの世を去りました。マクガバン氏は終生次の言葉を言っていたそうです。
「何があっても自分の良心は捨ててはならぬ」と。

『マクガバン・レポート』発表後の食事改革

『マクガバン・レポート』発表後には様々なことが起きました。身近なところでは、ハンバーガー店でのサラダ導入です。どれだけ業界に批判されようとやられようと正しいことは少しずつ動き出します。まず1979年に全米3位のハンバーガー・チェーン店ウェンディーズがサラダバーを導入。それまではハンバーガー党はサラダなど見向きもせず「ウサギの餌」と言って馬鹿にしていたほどでした。ところがウェンディーズがサラダバーを導入してからこれがバカ売れ。ウェンディーズのランチタイムは野菜とフルーツ食べ放題なためかビジネスマンとOLがあふれかえるようになりました。

ハンバーガーの売上1位2位のライバルたちの反応は当初は冷ややかでしたが、業界2位の売上のバーガーキングは1983年にとうとうサラダバーを設置。その数3000店舗にも及びました。バーガーキングは「ピタブレッド」というポケット型のパンの中に好きなだけ野菜を入れられるサンドウィッチをメニューに加えたりもしました。もちろんこの「ピタブレッド野菜入り」は大ヒット商品になりました。

この2位3位がサラダを取り入れ次々と大成功をしたため第1位の売上を誇るマクドナルドも重い腰を上げとうとうサラダを導入しました。それは１９８７年のこと。名前は「サラダマック」でした。そしてこの「サラダマック」もものすごい大ヒット。マクドナルドにサラダを卸している食品会社は「サラダマック」があまりに売れたため米国1のレタス仕入れ会社になったほどです。

１９９１年にマックはこの「サラダマック」の超バカ売れに気を良くし食物繊維のカラギーナンを増量剤に使い始めました。カラギーナンを入れたおかげで脂肪の合有量を9gに抑えることができました。そのバーガー名は「マッククリーン・バーガー」といいました。それは従来の同じ大きさのハンバーガー（20.7g）の半分以下の脂肪量だったためこれも大ヒットとなりました。

ハンバーガー業界のこの流れは続いていきますが、２０１０年を越えてからはさらにすごいことが起きました。それが「ベジミート」の出現です。

どんなに「サラダバー」を設置しても「ピタブレッド」を売っても、「サラダマック」「マックリーン・バーガー」を売ってもやはり肉はたっぷりと入っていましたから「ヘルシーフードレストラン」になった訳ではなく、まあ以前よりは良いという程度でした。ところが２０１０年を越えて肉や加工肉を全く排除し、植物性のエンドウ豆やソラ豆や玉ネギ、油、アラビアガム、ビーツなどを使ったベジタブルハンバーガーが出現したのです。

味はなるだけ肉っぽく、ちょっと食べても肉のハンバーガーを食べたと錯覚しかねない味。しかし動物性ゼロでコレステロールもゼロ。その名前はふるっています。なんと「ウマミバーガー」と日本名を入れた名前だったからです。ウマミバーガーは西海岸（ロスアンゼルス他）でそれこそバカ売れしました。日本には２０１７年頃、青山にて営業開始しました。

このウマミバーガーはコレステロールゼロのヘルシーハンバーガーなため、２０１６年のタイム誌上で絶賛されました。同誌では「史上最も影響力のあるハンバーガー」と評され、そのヘルシーさゆえに「インポッシブルミート（不可能な肉）」とすらいわれました。

ウマミバーガーを最初に作るように持ちかけた人は当時世界一の大金持ちビル・ゲイツだったそうです。ビル・ゲイツはＩＴで世界一の大金持ちになった人です。このビル・ゲイツの対抗馬といわれる資本家は違う会社に同様なベジタブル１００％のハンバーガーを作らせて売りました。このベジタブルハンバーガーもすごい売れ行きで、こういった完全に動物性を抜いたベジタブルハンバーガーはアメリカの飛行機のファーストクラスやビジネスクラスでも出されるようになってきました。

ベジタブルハンバーガーを食べ、サラダバーでサラダとフルーツを山盛り食べれば、本当に「ヴィーガン」そのものであり、健康になることは疑いありません。

また、ハンバーガーショップ以上に変化したのは実はアメリカの一流レストランでした。１９８６年に行われたギャロップ調査によりますとレストランの68％がサラダにドレッシングをかけて出さずドレッシングポットをサラダに添えて出すようになりました（それまではほとんど初めからかかっていました）。また、魚料理でもソテーにしたり蒸したりポーチにしたりと低脂肪の調理を増やす店が増えたのです。炒め物は62％の店がバターをやめ、植物油にしたりしました。１９９０年代になるとほとんどの店がオリーブ油かキャノーラ油で炒めるようになりました。

この頃のうまい店ガイドブックに紹介されているレストンランの中から１７３店を選ん

で調査した結果を見ると、増えているのはどこも健康に良いとされる食べ方で特に脂肪分を落とせる網焼きの人気が高まっています。

アメリカの食品医薬品局は2年ごとに健康栄養調査を行っていますが１９８４〜１９８６年の調査では「食事内容を大きく変えた」と言っている人がなんと68％も増えているから驚きです。この調査の責任者ジェームス・ヘインバック氏は次のように言っています。

「消費統計から見ても米国内での食塩、牛肉、バター、鶏卵、牛乳などの消費量は減り、逆に高繊維の穀類や生野菜の売上が伸びている。消費者は心臓病やガン予防目的でかような選択になったことが明らか」と。

この傾向はしかしその後増々加速されていきます。米国の全国のレストラン協会の調査では70％もの人が「体に良い食事に関心がある」と言っていたそうです。そしてこの「健康への関心度」はアメリカ人は、年々進んでいきます。

ただし、オリーブ油もキャノーラ油も実はそんなに勧められるものではありません。オリーブ油は、評判は良いのですが意外と酸化が早いし、キャノーラは菜種原種のほうが良いことが分ってきているからです。

アメリカ人がかかる病院は、『マクガバン・レポート』以前は当然のごとく普通のクリニックまたは普通の病院ばかりでした。ところが発表後はどんどん代替医療にシフトしていきました。代替医療とは、いわゆる西洋医療ではない医療全てを指す言葉です。西洋医療のやり方を「アロパシー」と呼びますが、代替医療はアロパシー以外のやり方全てを指します。どんなやり方かといいますと、おおよそ次のような方法でしょう。

・栄養療法（ナチュロパシー）
・東洋医学療法（これは色々ありますが中医学（漢方）・鍼灸、気功、ヨガ、指圧、整体ほか）
・アーユルヴェーダ（インドの療法）
・カイロプラクティック
・ロルフィング
・ホメオパシー
・各国の民族療法 その他

１９９０年頃の一般病院と代替医療の延べ通院回数を調べたデータがあります。

・一般病院への初期治療の延べ通院回数　3億8800万回
・代替医療への延べ通院回数　4億2500万回

なんと1990年頃には、代替医療への通院回数が西洋医療通院回数を上回っていたことが分かります。『マクガバン・レポート』が1977年の発表でしたから、たった10年そこそこで一気にひっくり返ったのです。

「理にかなった西洋医療」という考えなら当然誰もが西洋医療にかかるはずですが、西洋医療離れはどんどん進んでいきました。その理由はあとで書きますが、西洋医療の場合何でもかんでも薬一辺倒なことは大きな悪因子でした。

アメリカ人は「薬から離脱し健康になろう」という意識が『マクガバン・レポート』で植えつけられたに違いありません。「薬で治ることはない」という言葉は大きかったのです。「2時間待ちの5分診察」。これは日本だけではありません。当然アメリカも同じです。しかも待たされた挙げ句、体に悪い薬漬けではたまったものではありません。となると「もっと健康になる方法はないか？」と模索するのは当たり前です。アメリカ人はこの頃から西洋医療では健康になれないと気づく人が増えたのです。西洋医療離れはその後加速的に進んでいきます。

1981年、アメリカ国立衛生研究所は世界的に高名な疫学研究の第一人者のリチャード・ドール博士とリチャード・ピート博士にガンの発生要因の調査を依頼しました。要請を受けたドール博士らは徹底的な疫学調査を行いました。その依頼に答えてガンの要因をまとめ上げ発表したのが『ガンになる要因』でした。ガンになる原因の第1位は食物の乱れで35%、2位はタバコで30%。その他は感染症、出産・性生活、職業、アルコールと続きますが、食物の乱れとタバコで65%も占めたことが注目されました。食物の悪さとタバコが原因でガンになるということが史上初めて明確になった報告がこの発表だったから世界中は驚いたのです。もちろん反発もかなりのものでしたが、その後のアメリカの色々な考査により、そのような声もすぐに沈静化します。

その後、ハーバード大学もこの研究とは全く違う独自の方法で疫学的に調査を行いました。そして1996年に『最新・ガンになる要因』を発表

（図表9）ガンの要因別寄与割合

要因	寄与割合(%)
喫煙	30
成人期の食事と肥満	30
運動不足	5
職業性の要因	5
ガン家族歴	5
ウイルス等感染	5
周産期・成長期の要因	5
生殖関連要因	3
アルコール	3
社会経済的要因	3
環境汚染	2
放射線	2
薬物・医療行為	1
塩分・食品添加・農薬等汚染	1

1996年　ハーバード大学調べ

しました。それが図表９です。

ドール博士らの調査とかなり似ていることが分かります。食事の悪さが原因は35％から30％に減ってはいますが、それでも30％もの大原因になっているのは、いかに悪い食事がガンと密接に関係しているかを物語ります。ただ、この30％には肥満が加わりました。肥満者の多いアメリカ人ですが、この肥満をガンの原因とした初の報告となりました。タバコ30％は全く同じ。あとの項目はハーバード大学のほうが細かくなっただけでかなり似ていることが分かります。いずれにしろ食事の悪さとタバコはガンに密接に関係があったとなります。

続々と起こる健康運動

『マクガバン・レポート』発表後には各種健康運動も盛んになりました。

①『ヘルシー・ピープル』

１９７９年、ＮＩＨ（アメリカ厚生省）は『ヘルシー・ピープル』を作製。これは、アメリカ国民の健康レベルについて数値目標に到達するために疾病予防健康増進対策を体系化したものでした。これも肉食中心の生活を改めて健康に留意する内容であり、米政府が全米規模の健康対策を打ち出した第一弾でした。『ヘルシー・ピープル』は改良を重ね、年々進化した内容へと展開しました。

②『食と栄養とガン』

1982年、アメリカ国立アカデミーは『食と栄養とガン』という研究報告書を作成しました。これは「食習慣の間違いがガンをつくり、食習慣の改善がガン予防につながる」と明記されたものでした。1981年のドール博士らの『ガンになる要因』を受けたものでしたが、今までのガンの原因は「突然変異によって」とされていた医学界の常識を真っ向から否定する内容だったため、ガン学会にとっては驚天同地の発表となりました。

このレポートではガン予防なる成分として次をあげています。

・食物繊維・抗酸化ビタミン・カロテノイド・グルタチオン・リン脂質・フェノール化物・イオウ化合物など。

マイナスに働くものとしては、高カロリー・高脂質・高塩・高温加熱をほとんどとした食品をこの時はあげていました。

この発表は後の1997年の『ガン予防のための提言』に結びついていきます。

③アメリカ国立ガン研究所（NCI）所長デヴィタ博士の発表と『ガンの病因学』

1985年、アメリカ国立ガン研究所所長のデヴィタ博士は次のように証言しました。「分子生物学的に見ても抗ガン剤でガンが治せないことは理論的にはっきりした。ガン細胞は自らのアンチドラッグジーン（ADG）の働きで抗ガン剤の効き目を打ち消す」。

さらに「抗ガン剤を投与するとガン細胞の一部は死ぬが一部は死なないどころか耐性を持ち次の抗ガン剤投与でも死なない。それどころかガン細胞は強くなって無限に増殖を開始するようになる」と続けました。

1988年、アメリカ国立ガン研究所は『ガンの病因学』を発表しました。この本の中で「抗ガン剤はガンを何倍にも増やす増ガン剤」と断定しました。

1990年、アメリカ議会技術評価局（OTA）ガン問題調査委は「ガンの非通常療法」を発表しました。そこには次のように書かれていました。

「従来のガン療法は全くダメである。ゲルソン療法など効果の上がる自然な療法をアメリカ国立ガン研究所も研究すべきだし、アメリカ政府もこういう療法の研究に資金とパワーを投入するべきである」と。このレポート以後、アメリカ医療はゆっくりとではありましたが変貌の兆しを見せていきます。

④タバコ税の大幅増額

1989年、アメリカカリフォルニア州ではタバコの税金を大幅に増額しました。それによりタバコを吸う人が激減したのです。このことで心臓病による死亡率が大きく有意に低下しました。このタバコ対策は史上最大規模のものだったそうです。

アメリカは完全にタバコを有害と認め、禁煙運動に邁進していきました。この頃から「ノースモーキング運動」と「ヴェジタリアン運動」は確実に根付いていきました。

⑤コホート研究の発表

1980年代にはアメリカ国立ガン研究所やその他の機関ではガンと栄養の研究を行うにあたって大規模な人間集団を対象とした研究が次から次へと行われだしました。「無作為割付臨床試験」、「前向きコホート研究」、「後向きコホート研究」「コホート内症例対照研究」などです。これらの研究や試験は手間も費用も大変かかるものではありましたが有意義とされ認められました。これらの研究は１９９０年代に入ってから続々と報告されました。

※コホートとは調査対象集団のこと。

⑥「デザイナーフーズ計画」

アメリカでは１９９０年に「デザイナーフーズ計画」という国家プロジェクトがスタートしました。アメリカ国立ガン研究所が音頭を取り、過去の疫学調査に基づくガン予防のための食のマップがこれでした。この「デザイナーフーズ計画」では、栄養学、薬理学、食品工学、遺伝子工学、医学、生化学など様々な分野の研究者たちが世界中から参加し「どんな植物性食品がガンを予防する可能性が高いか」の選定にあたりました。

その結果、選ばれたのが図表10のピラミッド形で示された植物性食品群です。約40品目の野菜やフルーツの名前があがっていますが、重要度としてトップクラスに掲げられたのはイオウ化合物の多い野菜とニンニクと大豆です。この「デザイナーフーズ計画」の中心人物はカラゲイ博士でしたが、彼によるとピラミッドの上位に位置するものほど、ガン予防の効果が高いものとされました。つまり3グループの上位ほど、活性酸素をとる力が強いものだったと思われます。

下の2番目3番目の野菜やフルーツが役に立たない訳ではありません。私は中間に属する野菜でもガン予防にはトップクラスの力を発揮するものが多いし、一番下でもそんなに悪いものではないどころかかなり必要な成分を持つものが多いと思っています。ただそれ以上に上位のグループが、より抗酸化力が強く、ガンに有効なだけのようです。要は野菜やフルーツなら何でも健康になる可能性が高いとした発表だったのです。

（図表10）ガン予防の可能性のある食品

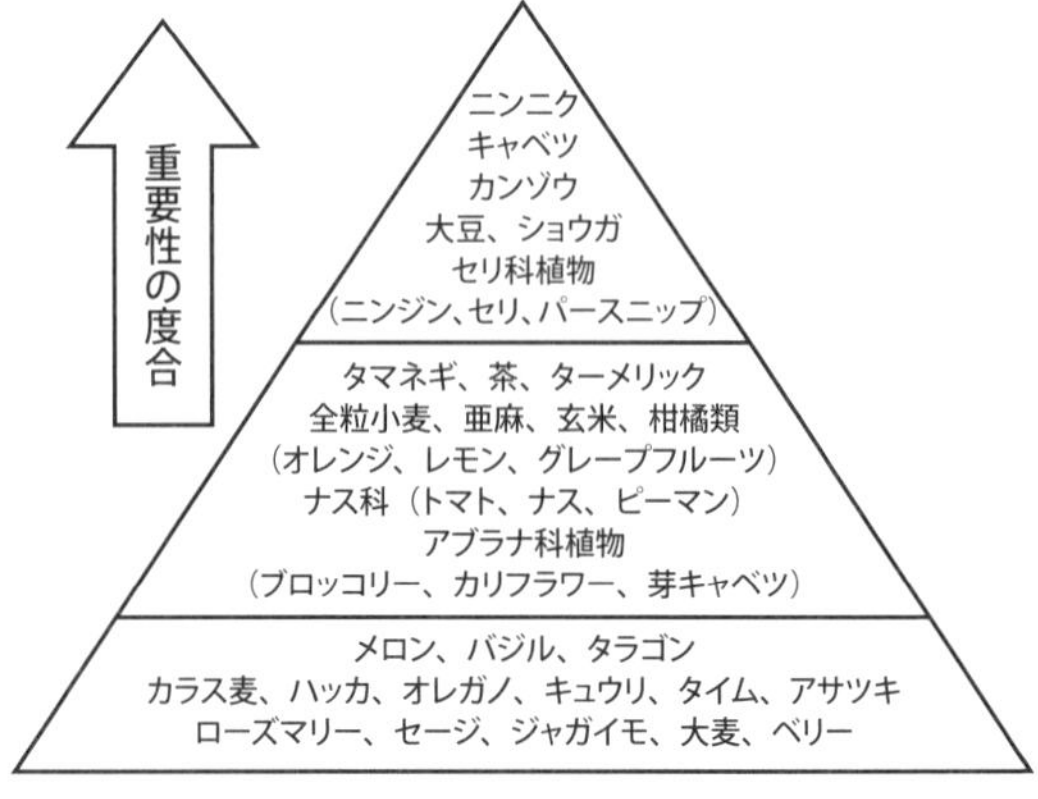

米国立ガン研究所を中心に進められた「デザイナーフーズ・プロジェクト」は疫学調査の結果から作られたもの。上位にあるほど、重要度は高いと考えられている。なお、枠の中に置かれている順序は重要度とは関連しない。

⑦「ファイブ・ア・デイ・キャンペーン」

１９９１年、アメリカ国立ガン研究所とベター・ヘルス財団（より良い健康づくりを目指す青果商の団体）が中心となり、米国農務省や厚生省、疫病予防コントロールセンターはじめ、多数の健康関連機関、学校、スーパーマーケットなどが協力して行った「果物と野菜による健康増進運動」のことをいいます。米国政府は、１日最低5サーヴィング（1サーヴィングは２２５㎖）は果物と野菜を食べようとかけ声をし、それに呼応して行った運動がこの「ファイブ・ア・デイ・キャンペーン」です。

要は１日最低5サーヴィング以上の果物や野菜を食べましょうとした運動なのです。実際には１日5サーヴィングではまだ少なく、アメリカ国立ガン研究所では当初は10サーヴィングの量を摂ることの必要性を訴えました。ただ現実的な数字ではなかったため5サーヴィングに落ち着いたそうです。

この運動もかなり画期的で、全米中はこの年あたりから急速にフルーツと野菜を食べる人が増えたし、ホテルの朝食ではフルーツと生野菜が満載されるようになりました。

⑧「フード・ピラミッド」

１９５６年頃からアメリカは「4大基礎食品をそれぞれしっかりと万遍なく摂ろう」と述べ、国民は従ってきました。4大基礎食品とは、①牛乳・乳製品、②動物性タンパク質（肉・加工肉・魚・鶏卵）、③穀類、④野菜・果物の4つでした。

１９９０年の日本の厚生労働省による指導はまさにこのアメリカの指導そのものを書いたものでした。ところがこのやり方では図表11のような病気が起きました。

１９５６年にアメリカで発表された４大基礎食品ですが、動物性が半分、植物性が半分であり、これではむしろ病気になる内容でした。この４大基礎食品がいわれたのは１９９１年までで、１９９２年からは図表12のようになりました。これが「フード・ピラミッド」です。これまでのような４等分による４大基礎食品摂取では病気だらけになることが判明したからでした。

（図表11）４大基礎食品指導により起った病気

組織系統の病気	心臓発作、関節炎、動脈硬化、 糖尿病（Ⅱ型） アレルギー、痛風、ホルモンのバランス異常、 高血圧、腎不全、腎石多発性硬化症、 肥満、骨粗鬆症、脳卒中
消化器系障害	盲腸炎、大腸炎、便秘、下痢、憩室胆石、 胃炎、痔裂孔、ヘルニア、消化不良、 吸収不良、ポリープ、潰瘍
ガン	前立腺、乳房、大腸、リンパ腫、腎臓、膵臓 精巣（睾丸）、子宮

「Dr.McDougall's To Your Health」
※『50代からの超健康革命』松田麻美子著

その理由は動物性食品が全体の半分も占めることにありました。これでは高カロリー、高コレステロール、高脂肪になり心臓病や脳卒中、ある種のガンにつながるに決まっています。１９９０年まで重要といわれていた動物性食品でしたが、これの摂り過ぎが病気をつくることをやっと知ったのでした。

そこで1992年にアメリカ米国農務省は「フード・ピラミッド」を作製したのですが、日本は情けないことに1956年の4等分の4大基礎食品の摂取を1990年に採用し人々に提示したのです。なんという馬鹿げたことでしょうか。

図表12の「フード・ピラミッド」のような、かなり改良されたものでさえ、ナチュラル・ハイジーンのメンバーたちの間では、全く物足らないものでした。栄養学博士の松田麻美子氏に言わせると「それでもなお時代遅れの考え方」となります。

ナチュラル・ハイジーンの考え方を勉強したPCRM（責任ある医療のための医師会）会長のニール・バーナード博士は後に次の図を作製しました（図表13）。この図では完全に動物性タンパク質（肉・

（図表12）
フード・ミラミッド

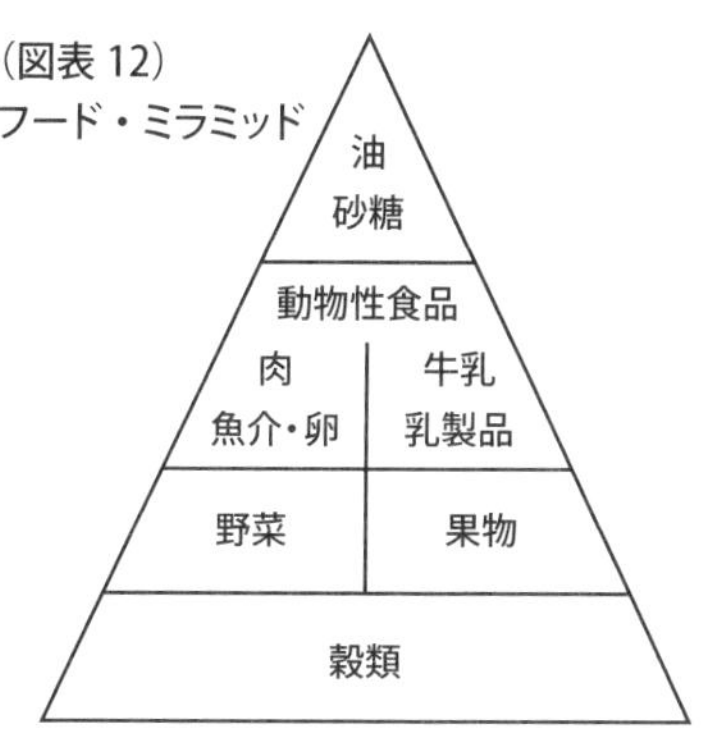

（図表13）

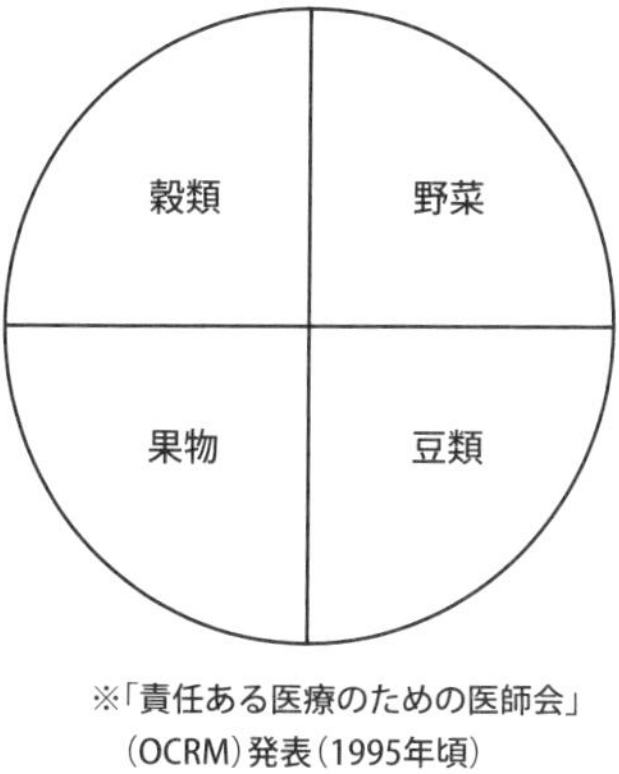

穀類　野菜
果物　豆類

※「責任ある医療のための医師会」
（OCRM）発表（1995年頃）

加工肉・鶏卵・魚・牛乳・チーズなど）は排除され、植物性の食品のみになっています。

⑨アメリカ対ガン協会の発表

１９９１年にはアメリカ対ガン協会はガンを予防するための９か条を発表しました。それが次のものでした。

①アブラナ科野菜を食事に（直結腸ガン、胃ガン、呼吸器のガンに良い）
②繊維分の多い食品を食べる（結腸ガン対策に高繊維食を加える。桃、苺、芋、ホウレン草、トマト、米類……）
③ビタミンAを摂る
④ビタミンCを摂る
⑤体重をコントロール（運動と低カロリー食、歩く、スポーツが良い）
⑥食事から脂肪を減らす（赤身の肉、魚、低脂肪の乳製品を摂り、菓子を減らすなど……）
⑦塩分を減らす（チーズ、ベーコン、ハム、塩漬けの魚は時々にする）
⑧アルコールに注意（多量は肝臓ガンの増加、口腔ガン、食道ガン）
⑨太陽光線の浴び過ぎに注意（皮膚ガンの原因）

⑩栄養補助食品健康教育法の制定

１９９４年、アメリカ厚生省（ＦＤＡ）はサプリメントの定義を明確にする法律として栄養補助食品健康教育法（ＤＳＨＥＡ法）を制定しました。この法律でサプリメントは医薬と食品の中間的存在と位置づけられました。

「単なる食品ではないので効果をうたう時は科学的データや検査法を提出しなければならない」という義務が課せられました。その代わりアメリカ厚生省の許可なしで販売が可能となりました。この栄養補助食品健康教育法によりサプリメントは自由に販売が可能となったのです。このことは人々にとってもサプリメント業界にとっても極めて大きなことでした。この頃に9つの州で代替医療が認可されました。１９９７年の全米におけるサプリメントの売上額は以下の通りです。

ビタミン剤　約51億ドル

ミネラル剤　約36億ドル

と一気に増加。その他を含むとまさに１００億ドル産業となりました。

⑪ガン予防のための提言・世界ガン研究基金

1994年にアメリカガン研究協会（AICR）と世界ガン研究基金（WCRF）はガン予防の提言を行う目的で著名な科学者を中心とする委員会を結成（15名の委員と19名の協力者）し、徹底的に調査を行いました。

この調査は4年近くに及ぶ大変な作業の末にまとめられ、4000ページにのぼる論文が作製されました。約4年後の1997年に『食物栄養とガンの予防－国際的視点から（世界的展望）』という報告書として発表されました。この報告書は人間集団で行われた研究を主な根拠として研究の信頼性を考慮しつつ判定したもののため大変信用のおける発表となりました。そのためこの発表は世界的に大反響を呼びました。

野菜はガンを抑制するか否か？　果物はどうか？　アルコールはどうか？　穀物はどうか？　ビタミンCはどうか？　食物繊維はどうか？　お茶は？　塩は？　脂肪は？　牛乳は？　コレステロールは？　肥満は？　タバコは？　カロテンは？　運動は？　という様々な観点から調査され、その結果が明らかになった報告書だったからです。

ここでは野菜に限っていうと「野菜をしっかり摂った場合はほとんどのガン（口腔、喉頭、食道、肺、胃、膵臓、肝、大腸、乳房、卵巣、子宮体、子宮頸、前立腺、甲状腺、腎、膀胱）は抑制される」と発表されたのです。「野菜はガンを抑制する！」ことを証明した歴史的な発表だったのです（図表14）。

こういった念入りな調査のおかげでどんな食物がガンをつくりやすいか、どういった食物を摂っていくとガンになりにくいかが、かなりの割合ではっきりしてきたといえます。そしてまとめ上げられた結論が1997年の「ガン予防のための提言・世界ガン研究基金」の14項目であり、そこでは禁煙を加えた15の勧告をしています。

【ガンのための食生活14か条＋1】

①食事内容：野菜や果物、豆類、精製度の低いでんぷん質などの主食食品が豊富な食事をする。

②体重：MBI（体重kg／身長㎡）を18.5〜25に維持し成人期の体重増加は5kg未満。

③身体活動：1日1時間の速歩を行い、1週間に合計1時間は強度の強い運動を行う。

（図表14）野菜・果物のガン予防効果

ガンの部位		口腔	咽頭	喉頭	食道	肺	胃	膵臓	肝臓	大腸	乳房	卵巣	子宮体部	子宮頸部	前立腺	甲状腺	膀胱
食品	野菜	◎	◎	○	◎	◎	◎	○	△	◎	○	△	△	△	△	△	○
	果物	◎	◎	○	◎	◎	◎	○			○	△	△	△		△	○

◎効果が大きい　○効果が期待できる　△予防する可能性がある

※世界ガン研究基金とアメリカガン研究協会の発表より

④野菜と果物：1日400～800gまたは5皿以上（1皿は80g相当）の野菜類や果物類を食べる。
⑤その他の植物性食品：1日に600～800gまたは7皿以上の穀類、豆類、芋類、バナナなどを食べる。
⑥飲酒：飲酒は勧められない。飲むなら1日男性は2杯（＝日本酒1合）、女性は1杯以下。
⑦肉類：赤身の肉を1日80g以下におさえる（赤身の肉とは牛肉、羊肉、豚肉）。
⑧総脂肪量：動物性脂肪を控え、植物油を使用して総エネルギーの15～30％の範囲におさえる。
⑨塩分：1日6g以下。調味に香辛料やハーブを使用し、減塩の工夫をする（酢の使用もよい）。
⑩カビの防止：常温で長時間放置したり、カビがはえた食品は食べないようにする。
⑪冷蔵庫での保存：腐敗しやすい食物の保存は、冷蔵庫で冷凍か冷却する。
⑫食品添加物と残留物：添加物、汚染物質、その他の残留物は適切な規制下では特に心配はいらない。

⑬調理法：黒こげの食物を避け、直火焼きの肉や魚、塩干燻製食品は控える。
⑭栄養補助食品：この勧告を守ればあえてとる必要はなく、ガン予防にも役立たない。
⑮禁煙。

この発表の野菜と果物を見てみますと野菜と果物は1年を通して1日400〜800g、または5皿以上の野菜と果物を食べるとなっています。

これは1991年の「ファイブ・ア・デイ・キャンペーン」の1日5サーヴィング（5皿／1皿225㎖）の野菜果物を食べようを受けているようです。

その他、他の植物性食品としては1日600〜800g、または7皿以上の穀類、豆類、芋類などを食べること、できるだけ加工されていない食品を選ぶこと、砂糖を避けることとなっています。とにかくアメリカは病気と食物、ガンと食物の因果関係を国レベルで明確にしていったのです。そして「良い食生活」をすることでガン予防をしようと国民に呼びかけたのでした。

⑫ニューヨーク市のショートニング禁止条例

２００６年12月5日、ニューヨーク市ではショートニングの使用を全面的に禁止しました。これによりマーガリン、ショートニングの使用はニューヨークではできなくなりました。２００７年にはカリフォルニア州でも同様な法律ができました。この法律は全米に波及していきました。

⑬代替医療法により代替医療が13の州で保険適用

２００５年に代替医療法が制定されてアメリカの13の州で保険が適用となりました。またその頃から医科大学の60％が代替医療のカリキュラムを導入し、授業で教えるようになりました。つまり75校が代替医療の講義に年間１００時間を費やすようになりました。おそらく現在ではもっともっと多くの大学が代替医療を取り入れていると思われます。

⑭「ベジタリアン・フードガイドピラミッド」の提示

２００３年6月、アメリカとカナダの栄養士会が合同でベジタリアン食についての新しいガイドラインとしてピラミッドを作り発表しました。１９９２年のアメリカの「フードガイド・ピラミッド」では、まだ少しは動物性タンパク質や動物性飲料や油脂が入っていましたが、それでは物足りないとして新たに作られたベジタリアンのピラミッドで動物性はほとんど抜いているのが特徴ですが、ほんの少しマヨネーズと卵が入っています。

　このピラミッドは2003年6月にアメリカ栄養会ジャーナルに掲載されました。のちのヴィーガンブームの先駆け的ピラミッドですがいまやあまり価値はないでしょう。なぜならタンパク質の割合が多すぎるからです。

⑮世界保健機構（WHO）が肉の発ガン性を警告！

　2015年10月、世界保健機構の内部組織である国際ガン研究機関（IARC）は加工肉と肉の発ガン性を指摘。特に加工肉には5段階評価で最悪レベルの発ガン性があると公表し始めたため、世界中はそれこそ大変な大騒ぎとなりました（図表15）。かような加工肉は最強発ガン物質（アスベスト）と同等だと書かれ、さらに、赤肉も強い発ガン性があるし、肉そのものも加工肉に準じる発ガン性となっていたからでした。しかし、良心的栄養学者の間では半世紀昔から、肉の発ガン性は常識なことではありませんでした。

　国際ガン研究機関は多くの調査をした結果、動物性タンパク質を多く食べている人たちが発ガン性が高いが、動物性タンパク質の中でも加工肉（ハム、ウィンナー、ソーセージ、ベーコン、サラミ）を特に多く食している群が最も発ガン性が高いことを見つけ、その調査報告書を発表しました。２０１５年10月の発表でした。

肉や鶏卵や牛乳、チーズも悪いが、さらに発ガン性が増すのが加工肉（ハム、ウィンナー、ソーセージ、ベーコン、サラミ）でした。理由は第一にこれらの糖化（ＡＧＥｓ）度数が極端に高いこと（全て1万ＫＵ以上）がまずあげられます。その他、腐敗しやすい、アミン類をバラまきやすいこともあります。

（図表15）国際ガン研究機関（IARC）が公表した発ガン性の有無についての分類

グループ1 （120種類）	ヒトに対する発ガン性がある。 例）アルコール飲料、ペンゾビレン、ベンゼン、アフラトキシン、 加工肉、塩漬けの魚等 ・ヒトへの発ガン性について十分な証拠がある瘍合
グループ2A （81種類）	ヒトに対しておそらく発ガン性がある。 例）肉（おもに豚、牛、羊）、熱い飲み物、アクリルアミド、亜硝酸塩等 ・ヒトへの発ガン性については限られた証拠しかないが、 実験動物の発ガン性については十分な証拠がある場合
グループ2B （299種類）	ヒトに対して発ガン性がある可能性がある。 例）わらび、漬け物、鉛等 ・ヒトへの発ガン性については限られた証拠があるが実験動物では 十分な証拠のない場合 ・ヒトへの発ガン性については不十分な証拠しかないあるいは 証拠はないが、実験動物は十分な発ガン性の証拠がある場合
グループ3 （502種類）	ヒトに対する発ガン性について分類できない。 ・ヒトへの発ガン性については不十分な証拠しかなく、 実験動物についても不十分又は張られた証拠しかない場合 ・他のグループに分類できない場合
クループ4 （１種類）	ヒトに対する発ガン性がない。 ・ヒトへの発ガン性はないことを示す証拠があり、 かつ実験動物についても同様な証拠がある場合

※Research UK, WHO *International Agency for Research on Cancer

ただし、キャンベル博士はこの1ランク以上に悪いものとして牛乳、チーズのカゼインタンパク質と言っていますし、アメリカのアラン・カー博士は鶏卵の白身のオボムチンが同等に悪いと言っています。いずれにしても動物性タンパク質です。そして動物性タンパク質は毒性の強い弱いはあるかもしれませんが結論的にはどれもこれも問題は強くあるとなりそうです。

肉を食べると健康になるという嘘

ドイツミュンヘン大学教授のカール・フォン・フォイト（1831～1908）はミュンヘン大の生理学教授となった1863年から45年間欧米の生理学界を支配し続けました。その間、栄養学を自己流に作り上げたばかりか、その教えを徹底して人々に植えつけ自分の権勢を高めた人でした。

どのような考えかといいますと「タンパク質ほど重要なものはない。人間はタンパク質でできているからタンパク質を積極的に摂るべき。1日105g（後に118g）のタンパク質を食べる必要がある。それも動物性タンパクのほうが良い。良いもの（肉）は摂り過ぎて悪いことはない」。かようなことを主張した人でした。この考えは単なる主観でしかなく、医学的にも栄養学的にも何の根拠もありませんでした。

しかし、ミュンヘン大学生理学教授の地位から発した言葉はすさまじく強いものがありました。知らぬうちに人々はそのようになびいていったからです。弟子たちも輪をかけました。M・ルブナーという弟子は「大量のタンパク質所要量は文明人の権利だ」と言い放ったし、もう一人の弟子W・アットウォーターはアメリカに帰り「毎日125gもの肉を食べることが健康」と言いました。フォイトの言った118gはステーキでは500g、アットウォーターの言った125gならステーキでは550gというすさまじさでした。

しかし、実はフォイトは1日のタンパク質必要量は48.5gで十分ということを実は知っていた人でもありました（『チャイナ・スタディ』キャンベル博士）。そのため、彼はいうほどのタンパク質を摂らなかったためけっこう長生きして1908年に77歳で死んだのです。

迷惑なのは国民です。「肉を食べると健康になる」と勘違いしたからです。アメリカでは、アットウォーターが農務省長官になり動物性タンパク質を毎日125g摂れと叫んだため、徐々にそれは浸透していくことになります。ただアットウォーター自身は本気で動物性タンパク質摂取が良いと信じていたようで、そのため1907年に62歳の若さで死にます。フォイトの死の前年でした。先生であったフォイトは48.5gで十分と言った訳ですが、このことをアットウォーターには話さなかったようです。

信じられないかもしれませんが、アメリカ人は19世紀には心臓病もガンも脳血管疾患もほとんどありませんでした。あったのは結核や腸チフスや急性疾患でした。

なぜ、三大生活習慣病がなかったかといえば「その当時のアメリカ人は肉はほとんど食べてなかった」からです。肉漬けになったのは1902年にアットウォーターが「動物性タンパク質を1日に125g食べなさい」と提唱したからです。それでもすぐに根づいた訳ではありません。徐々に人々に根づき、確立したのは1920年を過ぎてからです。

1925年になると早くもアメリカ人の脂肪摂取量は圧倒的で世界一になっていきます（この脂肪は動物性脂肪という）。しかし、『マクガバン・レポート』では「アメリカ人は20世紀初頭（1900〜1915年頃）の食生活に戻すべきだ」と記されています。ということはアメリカでは1915年頃まではまだまだ肉食は少なかったと考えられます。

結局、フォイトが自己の野望を満たすために作り上げた「動物性タンパク質摂取」「肉食礼賛」が100年以上の長きに渡って欧米を肉食文化に導いたのですから、その罪はあまりにも深い。なぜフォイトはかような、でたらめを述べたのでしょうか？　フォイトが肉食重視・炭水化物軽視を打ち出した理由をあげてみましょう。

①プロテイン（タンパク質）は当時のトピックスであったから

②プロテイン研究の第一人者になりたかったから

③フォイトは畜産業界からの援助（賄賂）を受けていたらしいから

④フォイトのものすごく強いコンプレックスから

19世紀に入り、栄養学が科学的に分かるようになりました。その栄養学で最初に知られたのが三大栄養素（炭水化物、タンパク質、脂質）。その中で一大トピックスとなったのがタンパク質でした。このことは拙著『食物養生大全』（評言社）で詳述しました。

1800年代は真の栄養学などまるで分かっていない時代でした。そこで出てきたのがプロテイン（タンパク質）です。これが最も大事な栄養素として考えられ、ヨハンネス・ムルデルというオランダの学者によって、ギリシャ語で「第一の」という意味を持つ「プロテイン」と名付けられました。

　そしてヨーロッパの生理学界医学界はこのプロテインの研究が花開くようになりました。フォイトは当時の生理学界の大御所J・S・リービッヒ教授の弟子となり、いつの間にか頭角を現しました。リービッヒ教授からは可愛がられ、教授にまで上りつめるのですが実はフォイトは学歴がないのにミュンヘン大学に潜り込んだとすらいわれています（もちろんはっきりはしていない）。しかし全てに鷹揚なリービッヒは彼の才能を見出し（たぶんゴマすりが上手かったから）、フォイトをどんどん出世させます。

　フォイトは、元々はドイツの貧農（小作農）の子供で8人兄弟の8番目でした。本来は貧しい農民になるべきはずの人でしたが、それでは飽き足らなかったのでしょう。いつの間にかミュンヘン大学の生理学の研究生になっていました。彼は恐るべき野心家ですさまじい権力欲の持ち主でした。そしてどんなことでもトップでなくては気がすまない人でした。名誉欲も強烈で、貴族の称号のフォンを取得する働きかけをし、実際にフォンの称号も得ました。ただのカール・フォイトがいつの間にかカール・フォン・フォイトになったのです。それこそ信じられない出世でありました。

　そして畜産業界と癒着し、猛烈な後押しを受け、何の医学的根拠もないのに「タンパク質摂取は動物性（肉他）が良く、炭水化物は栄養が乏しいので摂り過ぎてはいけない」とまで言ったのです。さらに「1日118gのタンパク質（動物性）を摂取」とまで言いました。

アメリカのエール大のチッテンデンのようにこれは間違いと言い、真実を述べる学者も出てきたのですが燃えさかった炎の前のバケツの水のようなもので、この動きを抑えることは全くできませんでした。

かようなフォイトの野心も権力欲も名誉欲もでたらめの論理ももちろん彼の人格からのものでしょうが、根本的ベースは「育ちから来たすさまじいコンプレックス」があったからではないでしょうか。とにかくフォイトの野望ゆえに欧米の動物性タンパク質礼賛につながり、20世紀は慢性病、難病が泡巻くことになるのです。

2章　病気をつくる動物性タンパク質

第二のマクガバン報告『チャイナ・スタディ』

今まで『マクガバン・レポート』以降のアメリカの食事による指導や調査などの変遷をざっと俯瞰してきました。その中にあって最大の発表が１９８３年に始まり１９９３年頃終了した、T・コリン・キャンベル博士らによる『チャイナ・スタディ（またはチャイナ・ヘルス・スタディ）』です。日本では、グスコー出版社から２００９年に『葬られた第二のマクガバン報告』というタイトルで全３巻が発売されています（２０１６年にこの全３巻の合本版が原題の『チャイナ・スタディ』に戻って発売されました）。

この本は『マクガバン・レポート』と同等か、それ以上の疫学調査と実験による調査だったため、マクガバン潰しとほとんど同等の圧力が業界からかかって、キャンベル博士をはじめとしてこの調査を担当した人たちは命の危険にさらされたほどの仕打ちを受けました。ただ、時代が良かったのか『マクガバン・レポート』の時ほどの迫害は少なかったようです。しかしそれでもどれだけの妨害があったかは第３巻に書かれています。命の危険を感じた仲間がみんな去っていったなどというのは、よほどのことでしょう。

それでも２０２４年現在、キャンベル博士はいよいよお元気でますます活躍するようになってきたからうれしい限りです。

この『チャイナ・スタディ』は1983年に始まり1993年にまで続き発表された疫学調査と実験による壮大なレポートでした。米国コーネル大学のキャンベル博士がその弟子たちと、オックスフォード大の一員と中国医療科学研究院中国衛生部とともに合同で行った史上最大規模の疫学調査です。目的は「『マクガバン・レポート』の〝慢性病は食源病（食事が原因で起こる）〟という結論は中国で証明されるか？」がテーマでした。要は疾患と「食事の悪さ」「ライフスタイルの悪さ」は本当に因果関係があるのかをしっかりと見極めたいという目的があったのです。結論を先に言うと、因果関係があるどころの話ではなかったとなります。

あまりに素晴しいプロジェクトのレポートであったため『ニューヨークタイムズ』は「疫学調査のグランプリ」と讃えたのでした。ハーバード大学の栄養学名誉教授マーク・ヘイグステッド教授は「これまで試みられた食事と進行性の疾病の関係を探る研究の中で、最も包括的な研究である」と言って評価をしました。

キャンベル博士がこの『チャイナ・スタディ』を立ち上げるにあたって参考にしたのは、

世界的統計学者の一人、リチャード・ヒートウ氏の発表でありました。ヒートウ氏の発表では「動物性食品の消費が少ない人はガン・心臓病その他いくつかの慢性的な疾病の発生率が著しく低い」という内容でした。キャンベル博士は中国を舞台に、中国人（田舎）とアメリカ人を比較検討したのです。

キャンベル博士は次の２つを用いて、食と病気の関係を明らかにしました。

・中国の疫学調査

・ネズミを用いた実験

それはこういったものでした。

●中国の疫学調査

中国の田舎に住む人を念入りに調査し、アメリカ人の一般的な人と比べてみたのです。

結果は以下のようなものでした（調査した人数は中国人もアメリカ人も６５００人くらい）。

①アメリカ人男性の心臓麻痺（心筋梗塞と狭心症）による死亡率は中国の田舎に住んでいる男性と比してなんと17倍も多かった。

②アメリカ人女性の乳ガン死亡率は中国の田舎に住む女性の5倍だった。

①と②の原因は圧倒的なアメリカ人の肉食生活と断定。1980年代のアメリカ人のタンパク質の摂取量の割合は、15~20%と大変多く、そのうち80%以上が動物性タンパク質(肉)でした。

一方その頃の中国人の田舎の人のタンパク質摂取量は10%で、そのうち90%くらいは植物性タンパク質(主に大豆タンパク)を摂り、動物性は少なかったのです。

「貧しい中国の田舎の人々は、いわゆるぜいたく病(普通の慢性病)にかかる率は劇的に低く健康だった。一方、心臓病やガンや糖尿病といったぜいたく病にかかるのは共通して高率でより豊かな都会的地域(の富裕層)に多かった。こうした場所では収入とライフスタイル上の理由から動物性タンパク質(肉、鶏卵、牛乳、チーズ、バター、加工肉)の摂取量は圧倒的だった」と記載されています。

また「コレステロール値とBUN(尿素窒素)値が共に上がるとガン・心臓病・糖尿病の発生率もそれにともなって上がることを如実に示していた。わずかな量の動物性食品さえ疾病率を大きく上げることを示していた。一方、より多く植物性食品を摂っていた人たちほど疾病率は低かった」と記されています。「わずかな量の動物性食物すら疾病率を上げる」「動物性タンパク質こそが史上最悪の発ガン物質」などと書かれているから驚きです。これでは畜産業界の猛反発を食うのは当然といわざるを得ません。

●ネズミの実験

アメリカ人と中国の田舎の人の調査をする以外に、キャンベル博士たちはネズミでの実験も行いました。キャンベル博士はネズミの動物実験で「全摂取カロリーに占める動物性タンパク質の割合を20%にしただけでガンが11倍に増加した」と記しています。

特に最悪の動物性タンパク質は牛乳に87%存在する「カゼインタンパク質」と判明しました。このカゼインタンパク質を餌に入れてネズミに食べさせ実験した

（図表16）

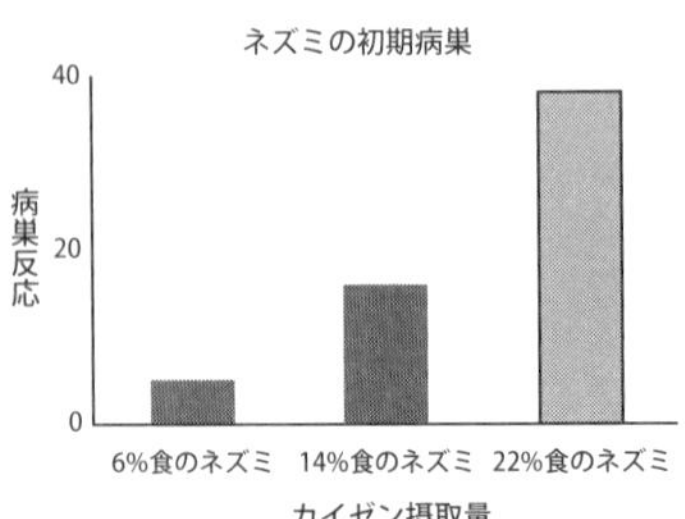

【注】「病巣反応度」において高タンパク食のネズミが最も著しく、「腫瘍反応」と一致していることがわかります。

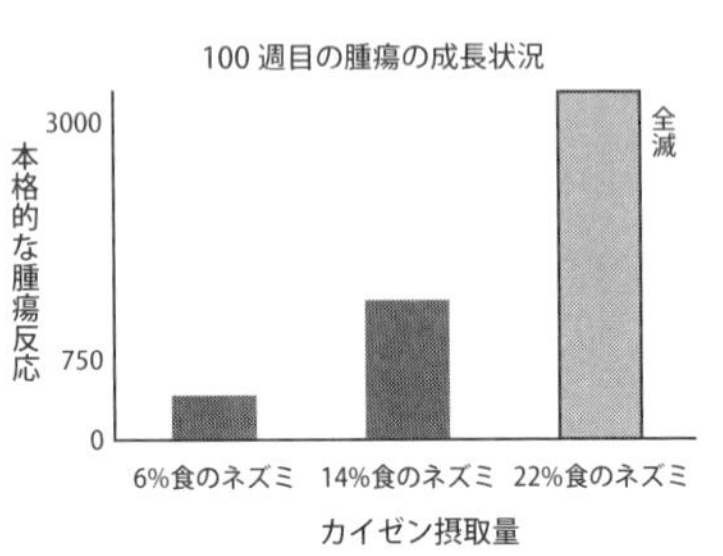

【注】100 週目における「腫瘍反応度（成長促進状況）」は、カゼイン摂取量の多い高タンパク食のネズミが最も著しかったことがわかります。

のですが、割合を増やせば増やすほど発ガン（肝臓ガン）したのです。その結果を見てキャンベル博士は「とうてい信じられない」を弟子と共に連発したそうです。

キャンベル博士らは、ネズミの餌にカゼインタンパク質を少しずつ混入してネズミに食べさせ、どの割合がネズミにとって致死的かを観察しました。すると、14％のカゼインでかなり病的になり、22％カゼイン（残りの78％は植物性の餌）を入れた餌を食べさせたら例外なく全匹が肝臓ガンで死亡したのでした。

スコアとしては「１００対０」。これはかような研究では絶対に見られない現象なため、「とうてい信じられない」を連発することになったのです。

動物性タンパク質（カゼイン）を22％入れた餌を食べたネズミは１００週経ったら全てガンで死んでいるのです。これは驚きです。動物性タンパク質は割合が多くなるとガンになりやすくなり、死亡するのですから。かようにカゼインタンパク質は動物にとって（牛を除き）恐ろしいものでしたが、もちろん人間にとっても極めて良くないものだったのです。

ガンをつくる大原因のひとつとして、ＩＧＦ－１の存在が最近はいわれています。Ｉ

GF－1が体内で高くなればなるほど、ガン（特にホルモン依存性ガン）になるということは学問的にも明確になってきました。IGF－1というホルモンは同化ホルモンだからですが、このIGF－1を上げる最大の因子こそ牛乳、チーズ、ヨーグルトであり、加工肉、そして肉ですから、これらがネズミのみならず人間のガン発生にも大きく影響するのは当然なのです。

大崩壊した牛乳神話

「動物性タンパク質は、史上最悪の発ガン物質である」

これは、世界的ベストセラー『チャイナ・スタディ』の著者・キャンベル博士の衝撃告発です。彼はコーネル大学で、長い間、栄養学の教鞭をとっていました。

彼は同書で告白しています。

「かつて、わたしも牛乳は完全栄養だと信じきってい

（図表17）異なった食事タンパク質量による病巣成長の促進状況

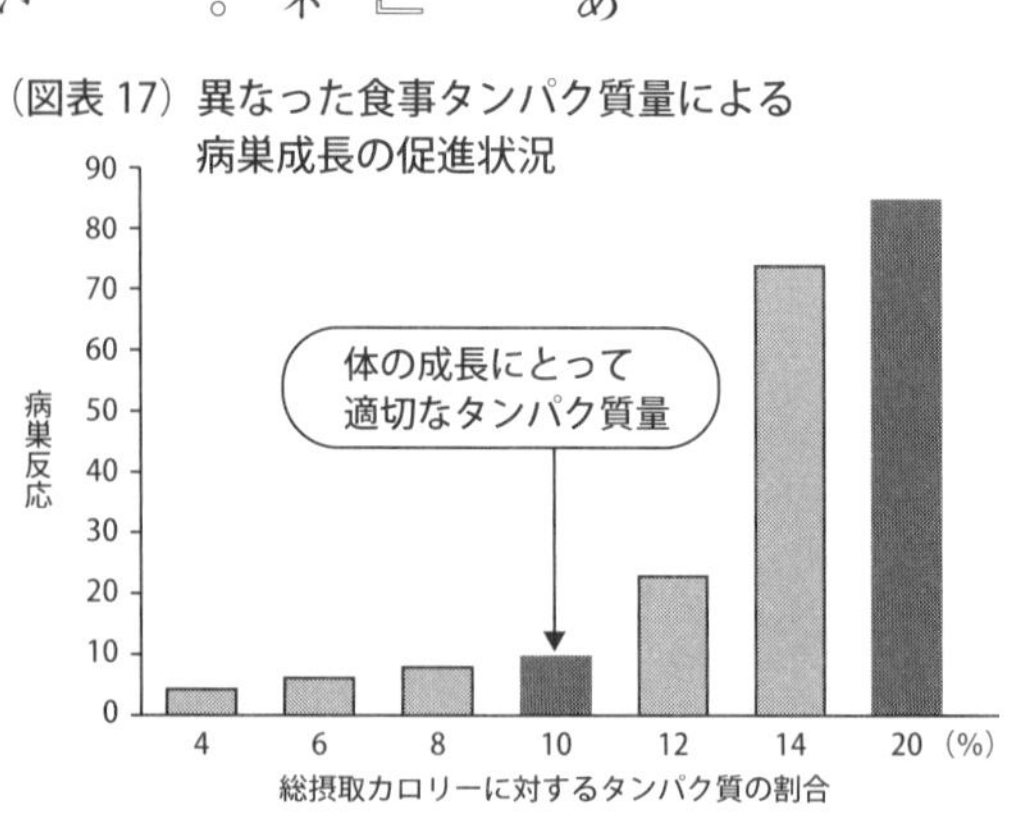

※『葬られた「第二のマクガバン報告」』T・コリン・キャンベル著

た」

しかし、博士の信念はラットをつかった実験で根底からくつがえされたのです。牛乳は、史上最凶の発ガン飲料だった……。

すでにお話ししましたが、重要なことなので再度お話しします。

実験で用いたのは牛乳カゼインです。これは、牛乳にふくまれる動物タンパクです。図17は、動物に与える餌の総カロリーに占めるカゼインの割合です（ヨコ軸）。タテ軸は、ガン病巣の成長をしめします。カロリー全体に占めるカゼイン量が10％を超えると、ガン病巣は急速に成長を始めることに博士は驚愕しました。カゼイン量を20％に倍増すると、ガン病巣は9倍に急成長したのです。

動物タンパク質（カゼイン）を2倍にすると、ガン

（図表18）

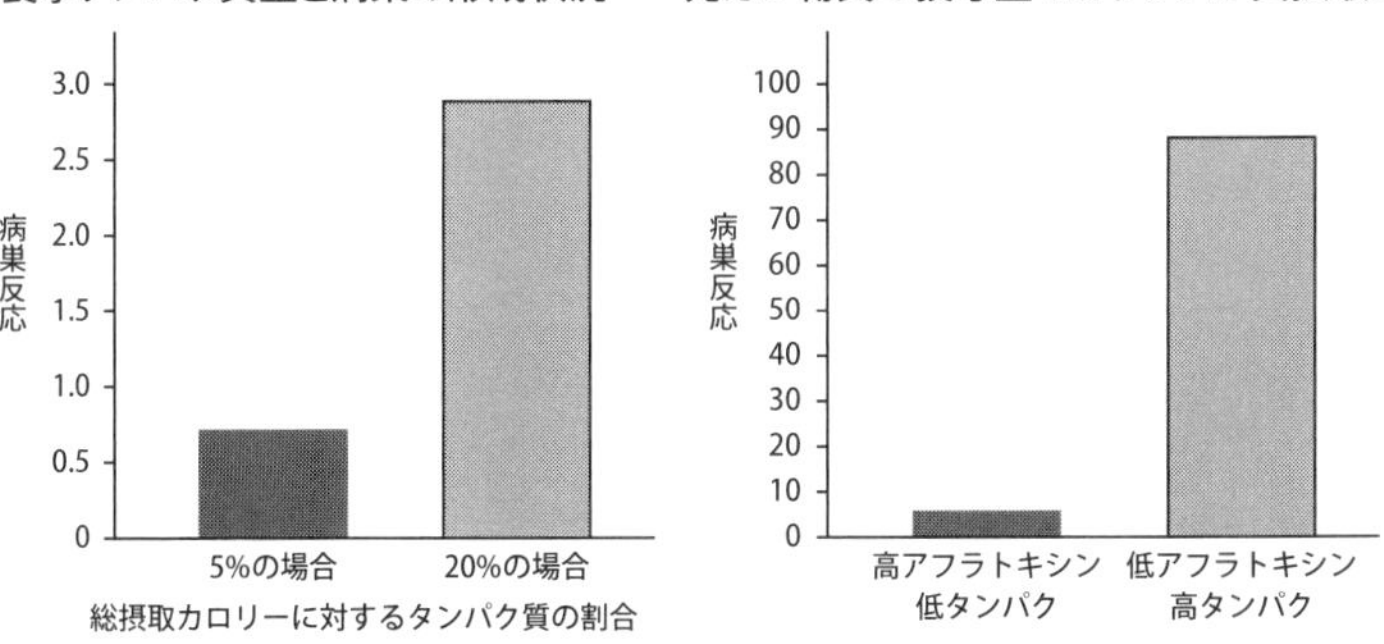

※『チャイナ・スタディ』T・コリン・キャンベル、トーマス・M・キャンベル共著

が9倍に成長する。カゼインには、強烈な発ガン性がある。それを、この実験は証明したのです。

図表18は、以前発ガン性が強くあるとされていたカビ毒のアフラトキシンを多く（20％）入れた餌であっても、動物性タンパク質を少なくすると発ガンはほとんどしていないが、アフラトキシンを少なくしても動物性タンパク質を多くすると発ガンしているという実験結果。つまりアフラトキシンはガンに関してはあまり関係なかったようなのでした。

カゼインと病気の因果関係について明らかにされたのは、ネズミの実験だけではありませんでした。

糖尿病者でI型糖尿病者は5％くらい日本人では存在しますが、I型の場合はインスリンホルモンを出す膵臓の中のβ細胞自体が破壊されているため、インスリンを外部から注射せざるを得ない病気です。もし注射しないとすぐに高血糖になり死に至ります。ですからインスリン注射は絶対に必要な病気です。

そのI型糖尿病になり、インスリン注射をやっている女性が妊娠をして子供を生んだ場合、生まれた赤ちゃんはどうなるのか？　それをキャンベル博士らは調べました。一般にはこのⅠ型糖尿病は遺伝性とされ、Ⅰ型糖尿病の母親から生まれた赤ちゃんはⅠ型糖尿病になる可能性が高いということで、医者は毎日のように赤ちゃんの血を採血し血糖を調べるのです。

キャンベル博士が注目したのは、その赤ちゃんを母乳で育てたか、それとも赤ちゃん用調整粉ミルクで育てたかの違いでした。そして驚いたことに「母乳で育てた赤ちゃんは、Ⅰ型糖尿病は全くならずゼロ」「赤ちゃん用調整粉ミルクで育てた赤ちゃんは少数の例外を除きほとんどⅠ型糖尿病になった」のでした。

そこでキャンベル博士の出した結論は、確かに遺伝性はあるにはあるが、その遺伝性に加え、カゼインタンパク質を与えるとほとんどⅠ型糖尿病になるということでした。牛乳のカゼインタンパク質は膵

（図表20）
牛乳の摂取量とⅠ型糖尿罹患率

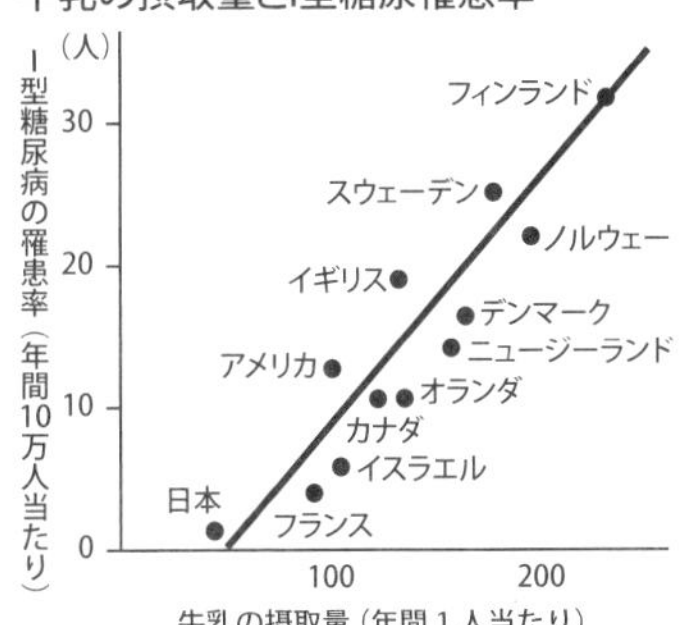

（図表19）
危険因子が及ぼす生活習慣病へのリスク度

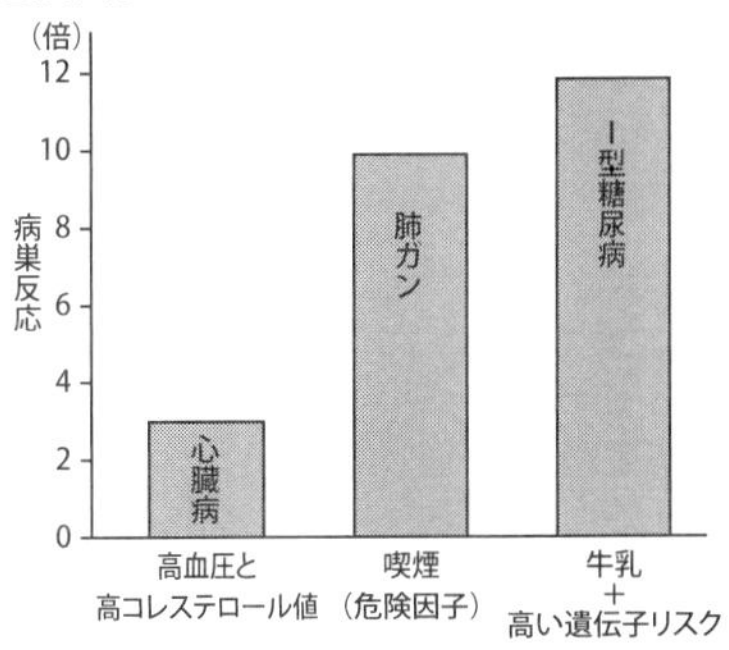

※『チャイナ・スタディ合本版』T・コリン・キャンベル著

臓内のβ細胞を破壊する因子とキャンベル博士は結論づけました。

いやはや、カゼインタンパク質を摂るということは命がけという気すらしてきます。カゼインの多い食物は牛乳以外だと、チーズ、ヨーグルトです。ヨーグルトは一般に大変評判の良いものです。乳酸菌が入っているメリットはありますが、一方でカゼインという毒も意外と入っているので私は食べません。食べるなら豆乳ヨーグルトです。

キャンベル博士はⅠ型糖尿病の大元の原因として牛乳のカゼインタンパク質を上げています（図表19、20）。「遺伝性＋カゼインタンパク質」が原因としながらも、たとえ遺伝性があっても牛乳（カゼイン）でなく母乳なら100％ならないとしています。ということは、カゼインさえとらなければ遺伝性は関係ないのです。それは牛乳を多く飲む国民ほど、Ⅰ型糖尿病罹患率が高いことでよく分かります（図表20）。

カゼインがどのようなメカニズムで膵臓のβ細胞を破壊するかは、『チャイナ・スタディ』の合本版（グスコー出版刊）に詳述されていますのでそちらを参照ください。

キャンベル博士は、ガンやⅠ型糖尿病のみならず、多発性硬化症も心臓病も、脳血管疾患も骨粗鬆症もほとんどの慢性病や難病の大原因（要因）のひとつにこのカゼインタンパク質をあげています。

また、「牛乳はカルシウムが多いから骨を丈夫にするために牛乳を飲め」と昔はよく言われたものでした。しかし、牛乳はかえって骨粗鬆症を招く大因子のひとつでありました。

有名なところでは1980年から12年間の長きに渡っての調査があります。30～55歳の女性のナース（看護師）7万7761人を対象に1980年から12年間にわたって牛乳や乳製品の摂取と骨折の関係について追跡調査が行われました。

グループA……毎日コップ2杯以上の牛乳を飲む

グループB……週に1回だけ（1杯）牛乳を飲む

この2つに分けられて12年間骨の観察が行われました。結果、乳製品をたくさん飲んでいたグループAのほうがグループBよりもはるかに骨折を起していたし、骨粗鬆症も比較にならないくらい進行していました。グループBのほうの人たちの骨はAと比して大変しっかりしていたのです。

アフリカのカマック村のバンツー族の人たちは世界で最も骨が丈夫として有名です。その理由は動物性タンパク質をほとんど摂らず、植物性食品中心なことですが、一生で一滴の牛乳すら飲まないのです。そして骨が丈夫なのですが、しかも長寿なのです。

では、なぜ牛乳や動物性タンパク質を摂る人ほど骨粗鬆症になるのでしょうか。

スイスのバーゼル大教授のカール・フォン・ブンゲ博士によると「牛乳のタンパク質のカゼインは吸収されると代謝してメチオニンになり、それがチオール基となって強酸性（血中）となるため、ホメオスターシス（恒常性）を保つ目的で強アルカリ性のカルシウムが必要となる。骨に多いカルシウムはどっと出て中和される。その時に中和する目的で出るカルシウムは入る量より1.5〜2倍多い。そのため長年飲み続けていると必ず骨粗鬆症は起きる」と言っています。

そのカルシウムは尿から出るため、固まると石になりやすいのです。尿路結石（腎、尿管、膀胱、尿道）は尿にカルシウムが多過ぎて固まって起こるのでした。これは、牛乳のみならずあらゆる動物性タンパク質で起こることです。実際動物性タンパク質を多く摂る国ほど骨粗鬆症は起こっているのです。


（図表21）　乳製品と前立腺ガンのリスクの関係

乳製品	前立腺ガンのリスク
牛乳 （１日200g増えるごとに）	３％上昇
低脂肪乳 （１日200g増えるごとに）	６％上昇
チーズ （１日50g増えるごとに）	９％上昇

※『究極の食事』津川友介著

1日の担当摂取量（35〜78ｇ）を2倍に増やした時、尿中のカルシウム量は約35〜58％も増加する。タンパク質摂取量をさらに3倍に増やすと尿中のカルシウム量は約70〜100％も増加するということが『チャイナ・スタディ』には書かれています。

意外ですが、バターはカゼインはほとんどありません。バターは飽和脂肪酸ではありますが酸化しないことではピカイチです。トランス型の多いマーガリンとは比較になりません。バターはそれゆえ摂り過ぎなければ少しはオーケーなのです。

図表21を見ると牛乳や低脂肪乳でも前立腺ガンは多くなることが分かりますが、何より悪いのがチーズとなっています。チーズも牛乳も低脂肪乳もカゼインタンパク質が多く含まれるからですが、特にチーズはそのカゼインが濃縮しているため発ガンリスクが高いのでしょう。前立腺ガンのみならず、他のガンもこのパターンであると思われます。

では骨粗穀症の対策とはどういったものでしょうか。その対策は次に尽きます。要は体を酸性化させないことが第1となります。そして動物性タンパク質摂取が体を酸性化させるのです。

【骨粗鬆症を防ぐコツ】

①動物性タンパク質を少なくするか摂らない（牛乳、チーズで骨は丈夫にならない）。

②砂糖菓子は禁止。

※①②が最も骨粗鬆症になる因子。

③日光浴を1日30分以上する。ビタミンD3を摂りたいから。

④野菜、フルーツを多く摂ること、並びに干し椎茸（天日干し）を増やす。

⑤大豆食品（納豆、豆腐、味噌、豆腐よう、テンペ、豆乳　他）をしっかり摂る。

⑥オメガ3油（DHAとαリノレン酸）を毎日よく摂る。

⑦ウォーキングを60分／日以上行う。

⑧しっかり睡眠。食後3時間は起きている。夜食不可。

⑨西洋薬を飲まないこと。

（図表22）子宮体部ガン発生率（人口10万対）と食物摂取量（g ／日）の関係

食品	全年齢の子宮がん	64歳以下の子宮がん
動物性脂肪	0.698	0.694
バター	0.551	0.546
チーズ	0.786	0.756
卵	0.710	0.692
肉	0.764	0.722
ミルク	0.785	0.763
穀類	− 0.411	− 0.309
豆類	− 0.472	− 0.413
大豆	− 0.471	− 0.443
果物	0.306	0.249

※Ganma D SatoA The possible role offemale sex hormonesin milkfrom pregnantcowsin the developmentofbreast,ovarianand corpus utericancers. Medial Hypotheses 2005,65:1028-1037

⑩酢の物を多く摂る。黒酢、米酢、リンゴ酢を多用。
⑪もちろん禁煙し、酒は少しにする。

子宮体部ガンに最も関係の深い食品は何か。実はそれにも牛乳があげられます。世界42か国で、食品摂取量と子宮体部ガンの関係を調べた統計があるのですが、全年齢を通じて子宮体部ガンと関係の深い食品はチーズ・ミルク・肉・卵という動物食品でした。重回帰分析という手法を用いて子宮体部ガンの発生に最も寄与している食品を探しましたところ、その食品は牛乳とチーズでした。国際的に「牛乳と子宮体部ガン」の関係をみると、牛乳消費量の多い国に子宮体ガンが多いといいます。

病気になる食生活

昭和30年度と比して、２０００年（平成12年）には、今は前立腺ガンは５００倍、潰瘍性大腸炎は４００倍、糖尿病は４００倍、大腸ガンは10倍、肺ガンは１００倍にもアップしているのは驚きです。医者は人口が増えたからと言いますが、人口は１．３倍しか増えてはいません。この現象が起こる最大の理由は、食生活が極めて悪くなったからに他なりません。

文科省や厚労省の調査によると喘息もアトピーも鼻炎も、そしてクローン病も潰瘍性大腸炎も増加しています。それもただごとでない増加です。慢性病は全て大変な増加。糖尿病の増加も目を覆うばかりです。昭和30年が5万人、平成19年が2000万人ともものすごい増加なのです。

様々な統計が動物性タンパク質と病気の因果関係を証明しています。肉や加工肉や牛乳、チーズが多くなれば起こる疾患そのものです。脂肪肝はまさに動物性タンパク質過剰（＋アルコール）で起こる疾患なことは誰でも知っていることでしょう。肺塞栓だって全く同様です。

認知症（アルツハイマー）はイギリスは大きく減っているのに、日本はうなぎ登り。うつ病も同様です。不眠症も同様。これらの病気も食生活が悪いからです。生食不足が致命的なのです。

日本は最近になればなるほど病気が増えているのは、こういったデータから歴然です。その原因は、欧米と違って次のようなことが指摘されます。

・動物性タンパク質の摂取が年々増えている。
・特に肉と鶏卵と牛乳、チーズ。
・砂糖菓子摂取がこれまた年々増えている。
・小麦粉食品が増えている。
・西洋薬摂取が増えている。
・抗酸化な野菜摂取が減っている。

こういうことから生活習慣病やガンや難病が増加しているのです。

病気を起こす三大元凶のひとつは高タンパク質摂取であると言えるでしょう。タンパク質は腸管を通って吸収されたあとも多くの問題を抱えています。それは、人間がタンパク質（アミノ酸）の貯蔵庫を本質的に持っていないからです。人間が持っているタンパク質（アミノ酸）の貯蔵庫は一時的なもので、「アミノ酸プール」といいます。これは一時預かりのモータープールのようなもので、限度があり少しでも窒素残留物やタンパク質が多くなると、あふれ出て全ての臓器の負担となってしまうのです。そうして痛風をはじめとする様々な症状が出現してくるのです。

人間や草食動物は、体の組成は「人体構成成分パーセント」（タンパク質43％／脂質45％／糖質1％／ミネラル・ビタミン11％）のようにタンパク質と脂質が極めて多い構造をしています。しかし食物で入れる割合は「食物成分パーセント」（タンパク質10～16％／脂質11％／糖質68～74％／ミネラル・ビタミン5％）のようにしなくてはなりません。

大切なことは以下です。

・タンパク質は必要だが10％くらいで十分。
・タンパク質が多いからといってタンパク質を摂るとすぐ病気になる。
・タンパク質はほとんど植物性タンパク質中心が健康のキーということが分かっている。

人間には限度のある「アミノ酸プール」しか存在しないのです。アミノ酸プールの貯蔵量は体重1kgにつきわずか0.5gしかありません。体重が60kgなら30gしか貯蔵できないのです。それゆえ1965年、WHO（世界保健機構）とFAO（国連食糧農業機関）は、タンパク質の摂取量は「体重×0．71」と発表しました。50kgの女性なら36gも摂れば十分としたのです。それを大きく上回って摂っても貯蔵庫がないのだからあふれかえってしまい、そのあふれ出たものは、人体毒になるだけと判明しました。

スポーツマンは引退してもタンパク質を大量摂取することから、若くしてガンや難病で死ぬケースが多いです。これはタンパク質を動物性で大最に摂る習慣が抜けないからに違いありません。あふれかえったタンパク質は窒素残留物（アミン類）となってあらゆる病気を引き起こすのです。先ほど述べた「食物成分パーセント」のような割合で良いのです。

さらに糖質は複合炭水化物を摂りたいものです。


では、タンパク質の1日必要量とその質とはどういったものでしょうか。まず、全ての栄養素とタンパク質の関係についてお話しします。

タンパク質（プロテイン）はこの150年間、人間にとって最も重要な栄養素と言われ続けてきました。しかし決してそうではありませんでした。タンパク質を除く8つの栄養素（炭水化物、脂質、ビタミン、ミネラル、繊維、水、ファイトケミカル、酵素）はどれもこれも人間には必要不可欠なものであり、どれが上でもどれが下でもありませんでした。全て人体には必要不可欠な物質なのです。

このことが分かってきたのは1985年を過ぎてからです。本当に長い間タンパク質は最重要栄養素とされ続けてきたせいで、人々は必要以上にタンパク質を摂り過ぎていました。今でもその傾向は続いています。タンパク質の過剰摂取が、ガンをはじめとするあらゆる病気の根元だったことは最近になって色々な実験や疫学調査から判明してきました。

ＦＡＯとＷＨＯは、１日に必要なタンパク質量は、「体重×０．71ｇ」で十分とし、アメリカの生理学者チッテンデンは「体重×０．８ｇ」が良いと発表しましたが、私はそのどちらで良いと思います。例えば60kgの体重の人なら42ｇ〜48ｇ摂れば十分となります。

１９９３年、アメリカのキャンベル教授は実験結果から史上最悪の発ガン物質は動物性タンパク質であると結論づけました。さらにタンパク質補給は植物性それも大豆タンパク質が最適と言いました。しかしアメリカは当時、世界で一番大豆タンパク質を摂らない国でした。ところが２０１５年に豆乳の売上がいきなり10億ドルにはね上がりました。アメリカもやっと大豆の良さに気づいたのです。

では、高タンパク質食（特に動物性タンパク質）摂取が人間にとって良くない理由とは何かをまとめてみましょう。

・人間にはアミノ酸プールという一時預かりのようなタンパク質の貯蔵庫しかなく、すぐにいっぱいになりあふれてしまう（体重1kgにつき0.5gしかない）。

・そのため、ちょっとでもタンパク質摂取が増えると腸で消化不良を起こし腸内腐敗となる。

・腸内が腐敗菌だらけになると、腸の中にアミン類（アンモニア）または硫化水素が蔓延する。

・そのアミン類や硫化水素は食道炎、胃炎、小腸炎、胆管炎、胆のう炎、膵炎、大腸炎などの消化器の炎症を起こす。吸収してあらゆる病気を起こす。

・アミン類は少なからず吸収し、肝臓を痛めつけたあと血中を流れる。その時、活性酸素が各臓器で生じる。

・糖化（変性タンパク質）も生じ、微小循環は極めて悪化すると同時に、動脈硬化も起こりやすくなる。

・あらゆる症状の出現（痛み、コリ、筋肉や腱、骨の変性）。乳酸が積もり積もって筋肉を石のごとく固くする。乳酸は肩こり、腰痛、膝痛、坐骨神経痛など、痛みの元となる。

・あらゆる病気の出現（ガン、慢性頭痛、腎不全他）。

①慢性頭痛（緊張性・偏頭痛他）はアミン類や硫化水素が血流に多くなり、脳内で浮腫

み、軽度脳圧亢進して出現すると私は考えている。②腎炎、腎不全が最も起こりやすい。③ガンは高タンパク質、特に動物性タンパク質が大原因。④脳血管疾患⑤膠原病⑥眼・耳・鼻疾息⑦泌尿器疾患（膀胱、前立腺、精巣）⑧肺疾患（気管支炎、喘息、肺気腫、肺線維症他）⑨糖尿病⑩消化器系疾患⑪婦人科系疾患⑫アレルギー⑬心疾患⑭神経疾患

世界に逆行する日本のタンパク質を摂ろう運動

以前、知人からこのような質問をいただきました。

”秋田県湯沢市で「ゆざわ健幸アンバサダー養成講座」というのがあり、健康に興味がない人に健康情報を拡げていくという活動。今後これを全国的に展開予定。この講座を受けてみました。サルコペニア（年とともに筋力が低下すること）を防ぐために筋トレを紹介。筋肉をつけるためにはタンパク質の多い食事を摂らなければいけないとして、肉や魚を多く摂ることを勧め、「70才以上の人はタンパク質を多く摂らなければいけない」と言っていました。それは本当でしょうか？“

これに対する私の答えはこうです。

〝全くの間違い。呆きれてものも言えないほどです。人間にはタンパク質の貯蔵庫がありません。せいぜいアミノ酸プールがちょっとあるだけ。少しでもタンパク質が過剰だと、腸内腐敗→アンモニア出現→血中に窒素残留物出現→活性酸素充満→あらゆる病気や症状出現、となります。そのため、動物性タンパク質を摂れば摂るほど、あらゆる病気になりやすくなります。こういったことはすでに、極めて多くの調査と統計から分かっています。1880年頃、ミュンヘン大学のカール・フォン・フォイト教授が「1日に118g（ステーキなら400g以上）のタンパク質を動物性で摂れ」と発表し、20世紀に入り肉食が当り前になりました。肉食時代の到来でした。その肉食時代のせいで、19世紀にはなかった心臓病とガンと脳卒中が死因のトップ3になりました。これは現在まで続いています。肉食で筋肉がつく前に腸の中が腐り、あらゆる病気になるのです。秋田市の肉食え魚食えは本当にとんでもない話なのです。〟

この質問をいただいた時、あきれてしまいましたが、日本では残念ながら世界と逆行するように、タンパク質礼賛が今でも続いているのです。しかも動物性タンパク質をです。

最近、面白い調査がありました。1978年の小中学生で「すぐ疲れる」は5％くらい。2000年の中学生で「すぐ疲れる」は82％。小学生は79％。小学生や中学生のような子供が80％も疲れるというのは、あまりに多くて呆れます。肉食が多過ぎるからではないでしょうか？　小さいうちから肉食が多いからだと思われます。

ではタンパク質はどのように摂ればいいのでしょうか。その答えは『五訂食品成分表』にあります。これを見ると、野菜類や果物にタンパク質の割合が多いということがわかります。だったら野菜と果物を摂るとタンパク質がたっぷりと入ると思うかもしれません。しかし、この値はあくまで水を除いた値です。野菜も果物も水分は極めて多い。90％前後は水分なのです。そのため、もし野菜や果物からタンパク質を摂ろうとするなら、ものすごく大量に摂らねばなりません。しかしそんなことはまず無理です。水分をあまり考慮しないで植物性食物からタンパク質を摂るとしたらやはり豆類からでしょう。特に豆腐と納豆、小豆、空豆、枝豆、豆乳からでしょうか。

サーロインステーキはやはりタンパク質は多いですが（約11％）、何といっても人間の体を修復する栄養素が全くないか少ない。食物繊維は0。ファイトケミカルも0。ビタミンCは極めて少なく、ミネラルも大変少ない。つまり人間の体を修復できない食物といえます。魚も同様ですがＤＨＡ油があるので、植物性以外で食べるならやはり魚を少しとなるでしょう。豚肉や鶏肉も少しなら良いでしょう。

肉を食べすぎるとどうなってしまうのか。いくつか実例をご紹介します。

①脳腫瘍ですぐ死亡した30歳男性

この男性は大の野菜嫌いフルーツ嫌いで、肉と鶏卵、ご飯、パン以外食べない人でした。野菜は親が食卓に出しても、つまんで捨てていたそうです。１歳から30歳まで肉しか食べない人生だったといいます。30歳になった時、頭痛が出現し、そのうちによく吐くようになりました。頭痛と嘔吐があまりにひどいため脳外科病院受診。ＣＴで手の付けられない巨大な脳腫瘍があり、減圧をはかり頭痛は治まったが、あれよあれよという間に死亡。とにかく野菜嫌いフルーツ嫌い、肉だけ大好きの人でした。逆に「よくまあ30歳も生きた」と人に言われるほどでした。

②潰瘍性大腸炎で全摘手術して数年後に死んだ若者

男性が20歳の時、当院に来ました。全大腸に潰瘍性大腸炎があり、大腸全摘と言われたそうです。このような場合、ファスティングをやると大腸に穿孔が起こり腹膜炎を起こし急死する可能性があるため、仕方なく手術をするよう話をしました。男性は全摘手術をし、8年後死亡。28歳の若さでした。この男性の父親は焼き肉店経営。親に聞いたら、小さい時から毎日焼き肉ばかりを食べていて、野菜とフルーツは嫌いでほとんど食べていなかったことが分かりました。これでは潰瘍性大腸炎になっても仕方ありません。

③ある膵臓ガン女性（昭和29年生）

この女性はベジタリアンだったのですが、ある講演会に行き、そこでいかに人間はタンパク質が必要かを延々と言われたそうです。その根拠は人間の43％がタンパク質でできているからという最悪の理屈。しかしこの女性はこの講演会の影響をとことん受け、ここで売っていたプロテインのサプリメントを毎日飲み、昼と夜は肉食にしました。また、砂糖も悪くないと言われ、今まで摂らなかった砂糖菓子も食べ始めました。そして4か月後、体調を悪くして鶴見クリニックへ来院。ＣＴを撮ったら膵体部ガンの肝臓転移でした。そして間もなく死亡。急激に高タンパク質食を続けるとかような大変なことが起こるのです。

④失明してしまった44歳男性

彼は44歳とまだ若かったのですが、年々眼がかすみ、視界がぼやけてきました。ある時完全に失明、大学病院の眼科の医師に次のように言われました。

「重症の網膜剥離で、網膜細胞の95％がほぼ潰れています。なので手術もレーザー治療も無効です。視力を回復することはできません」と。彼はいたく失望。奥さんの紹介で私のクリニックに来院されました。

私は彼に聞きました。「いったい何を食べているのですか？」。彼は「10年近くＭＥＣ療法をやっていました」と。ＭＥＣとは、「Ｍはmeat（肉）、Ｅはegg（鶏卵）、Ｃはcheese（チーズ）」。つまり、肉・鶏卵・チーズ、その他牛乳、魚を主とした動物食ばかりを食べる療法のことです。彼はそればかり食べていたのです。「野菜は？」と聞くと、「全く食べていません。炭水化物を抜いて動物食オンリーで健康になれるという医者の指導からこのような食事になりました」と言うのです。

おそらくアトキンスダイエットを教わった医師の一派でしょう。私は次のように彼に言いました。「眼の網膜はファイトケミカルのルテインとゼアキサンチンが栄養となります。これはケールやほうれん草、ブロッコリー、ブロッコリースプラウト、レタス類、クレソン、ラディッシュ、ピーマン、キャベツ、小松菜、ルッコラ、豆類に多く含まれており、動物性には全く含まれていません。これらを食べていたら網膜剥離にはなりません。これら野菜のメニューを書きます。そしてルテインのサプリメントを出します」と。

そして彼は帰っていきましたが、何か月経っても視力が回復することはありませんでした。一回破壊した細胞は元には戻らないからです。

⑤ＭＥＣ療法で糖尿病は良くなったが、肺腺ガン他様々な病気になった72歳男性

またＭＥＣ療法の影響を受け、肉、鶏卵、乳製品＋魚のみの食生活をされていた72歳の男性がクリニックに来ました。そして私に次のように言いました。「確かに糖尿病の数値は急速に改善しました。しかし、動脈硬化、網膜剥離、高血圧、肺ガンになってしまいました」と。私は抗酸化なファイトケミカルや酵素のある生野菜、フルーツを摂る食事の提案をし、サプリメントも処方しました。ところがこの男性は肉をやめることはできず、病院でガンの3大療法をやったそうです。何か月かあと、亡くなったとその男性を紹介してくれた方が知らせてくれました。ＭＥＣ療法の害はすさまじいものと思わざるを得ません。

これらの5つの症例をみると、本当に真実が分かります。植物性食物を中心にせず、動物性食物が中心の食生活では、ファイトケミカル不足であらゆる病気が出現するのです。

・ルテイン不足では失明する

・あらゆるガンになる（特にイソチオシアネート不足）

・潰瘍性大腸炎になる

ということです。クローン病もALSも多発性硬化症も膠原病も心臓病も脳卒中も腎不全も骨粗鬆症も同様です。

牛乳ではなく豆乳を

アメリカという国は実に面白い国です。自分に不都合だとそのターゲットを平気で暗殺するような国ですが、国をあげて「真実の考え」が多くなると、利益もへったくれもなくその方向に動いていき、ブーム化までしたりするのです。

１９８０年代から「ノースモーキング運動」と「ベジタリアン運動」が始まりました。当初はタバコ業界と畜産業界が学者を使ってタバコの良さを宣伝したり、肉がどれだけ必要かを語らせたりして必死に抵抗してきましたが、2000年を超えたあたりから見事に落ち着き始めました。喫煙する場を制限したのと、意識が変わったためか、喫煙率はなんと11.5%まで低下。肉食も見直される風潮がずいぶんと出てきました。2023年にはアメリカ人の3割が「肉は良くない、野菜は良い」と考えるほどになりました。

最近著しいのは1990年頃ワースト2にランクされた大豆の消費量が2016年にはなんと10億ドルまではね上がったこと。この大豆消費の内容は豆乳の売上のアップ。相対的にますます低下してきているのが牛乳の売上です。大豆イソフラボンが乳ガンなどのガンを抑制することが分かってきたからです。1998年に「牛乳は健康飲料と宣伝してはいけない」という法律ができました。今に「ノーミルク運動」が始まるのではないでしょうか。

実際、大豆の働きとはいったいどんなものなのでしょうか。

大豆発酵食品（納豆、味噌、テンペ）と豆腐、高野豆腐はガンの予防にはかなりの力を発揮します。乳ガンの最も多いのはアメリカでした。しかも大豆食品は極めて少ない。ここで少しなりとも摂られている大豆は家畜の餌。ということは、アメリカ人はほとんど大豆を摂っていなかったのです。ところが2016年頃、アメリカ人の大豆摂取量が10億ドルにはね上がったのです。大豆が乳ガンなどのホルモン依存性ガンを予防することがわかってきたからです。

昔は、「大豆イソフラボンはエストロゲンとそっくりな構造式だから大豆を食すと発ガンする」と言われたものでした。しかし全くの嘘、全くの間違いということが判明しました。大豆のイソフラボンはエストロゲンホルモンと似ているだけで、実際は全く違うものでしたし、体内でのエストロゲン効果は1／1000しかないことが分かりました。要は似て非なるものだったのです。しかもエストロゲンの高い人はイソフラボンを入れると大きく低下し、エストロゲンの低い人は上がるということまで分かってきました。ですから、乳ガン、子宮ガン、卵巣ガンのようにエストロゲンが高くても、前立腺ガンのように低くても、極めて効果的なのが「大豆食品」なのです。

2013年には図表23のように大豆食品を摂れば摂るほど乳ガンになりにくいとしたデータが出てきました。

イソフラボンがガンを予防する理由は以下の2つです。

①イソフラボンは体内に入ってエストロゲンレセプターとくっつき、エストロゲンの働

きを失わせる。

②負のフィードバックがかかる。

ここで大豆製品に含まれる薬効成分を見てみましょう。

・グリニシン：コレステロール低下、動脈硬化予防
・ジピコリン酸：抗菌作用（納豆）
・レシチン：脳の老化防止作用、血栓予防
・イソフラボン：更年期症状抑制、骨粗鬆症予防
・食物繊維：ありとあらゆる利点あり
・グリチルリチン酸：肝機能増強
・プロ、プレバイオティクス効果：70％腸免疫の強化
・リノール酸のやや多い植物油
・ビタミンB群
・あらゆるアミノ酸

（図表 23）大豆イソフラボン摂取量と乳ガン発症リスク

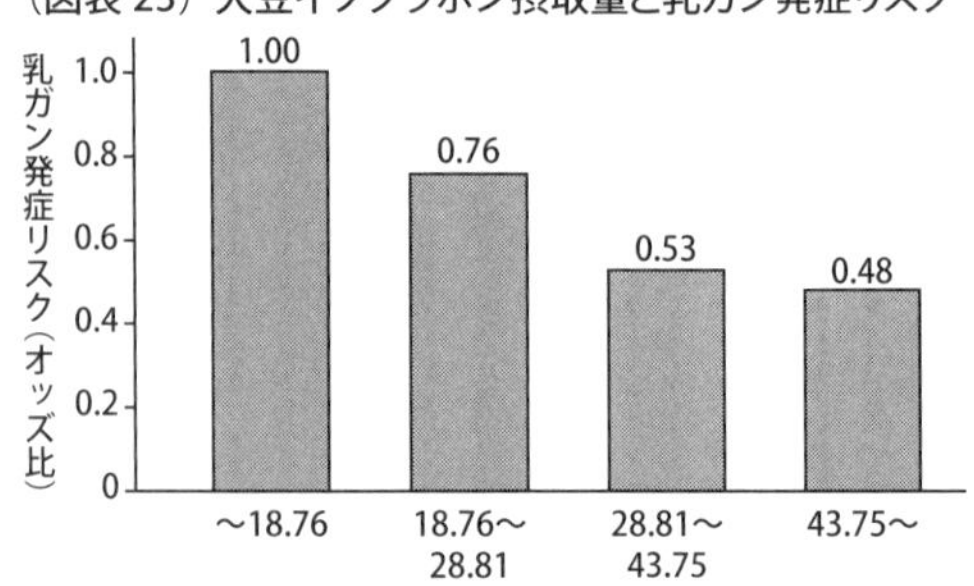

（Tod M, ct. al., Cunr Nutf Fond Sd, 2013,9,194-200）

ではここで、プラント教授の乳ガン体験についてお話ししましょう。

J・プラント教授（1945年生）はイギリスの高名な地球学者で、日ごろから健康に気を付け環境汚染物質などを遠ざけ、食事も低脂肪食にしていました。にもかかわらず、なんと42歳の若さで乳ガンになってしまいました。彼女はこんなにも食事に気を付けていたのになぜガンになってしまったのかと思ったと言います。また、子供は小さかったので、今死ぬわけにはいかないと思ったそうです。そして科学者の目でガンの発生原因や対策法、予防法を研究しました。特に、乳ガンに関して。

プラント教授が研究して分かったことは次のことでした。

①牛乳・乳脂製品を多く摂取する国ほど乳ガンや前立腺ガンなどの「ホルモン依存性ガン」の発生が多いこと。

②中国や日本に乳ガンが少ないのは「大豆を多食するからだ」。

③中国人や日本人・特に中国人は「牛乳乳脂製品をほとんどとらない」。

この3つの事実に気付きました。プラント教授は乳脂製品と牛乳の愛飲者でした。食事に気を付けていたつもりなのに乳ガンになってしまったのは、牛乳を多飲しチーズを多食していたからだと気付いたのです。

最終的に牛乳も乳脂製品も絶ったのですが、それのみならず他の動物性食品も絶つ生活にしました。その結果、再発をくり返していた乳ガンを完全に克服したといいます。その体験に基づいて書かれた『Your Life in Your Hands』の中で、プラント教授は牛乳や乳脂製品の害を告発したのです。

女性が乳ガンになり、男性が前立腺ガンになるのは「人間が本来口にすべきでない牛乳・乳脂製品を飲み、かつ食べるからである」と断じ、不幸にも乳ガンあるいは前立腺ガンになった人は「牛乳・乳脂製品を完全に断つこと」を勧告。２００７年夏にはプラント教授の著書の増補・最新版が出版されました。２０１６年にプラント教授は71歳で亡くなりました。しかし、乳ガンになって約30年延命したのでした。

大豆を原料とした食品といえば味噌があげられます。味噌の栄養価に関してはお聞きになった方も多いでしょう。味噌汁は大豆のパワー全開スープなのです。

味噌の製造には塩が使われます。それも大量の塩。味噌汁１杯には、米国心臓協会の推奨する１日当たりの塩分摂取量（１５００㎎）の半分以上の塩分が含まれています。だから私はメニューに味噌汁が載っていると、反射的にそれを避けていました。しかし、味噌汁についてよく調べてみると、全く思いがけないことが分かりました。

塩分を控えるべき理由は主に2つあります。胃ガンと高血圧を防ぐためです。塩分の過剰摂取は、胃ガンの「推定原因」と考えられ、アメリカでは毎年、胃ガンが数千件も発症しています。塩分の過剰摂取による胃ガンのリスクは、喫煙や過剰飲酒によるリスクと同じ程度ですが、アヘンの使用や毎日肉を食べることに比べれば、リスクは半分程度であると考えられます。

約50万人を対象としたある研究では、肉（トランプ1セット程度の大きさ）を毎日食べると、胃ガンのリスクが5倍も高くなることが明らかになりました。それに比べて菜食中心の人々は、胃ガンのリスクが有意に低いのも、それで説明がつきます。しかし、胃ガンのリスク上昇につながるのは、加工肉食品や塩漬けの魚など、塩分を多く含む動物性食品だけではありません。その点では、塩漬けの植物性食品も同じです。キムチは塩分と香辛料の効いた漬け物で、韓国料理には欠かせない副菜であることを考えれば、韓国の胃ガンの羅患率が世界で最も高いのも納得がいくでしょう。

ところが、味噌は胃ガンのリスク上昇にはつながらないことが分かりました。塩の発ガン作用が、大豆の抗発ガン作用によって中和されるようなのです。塩分摂取は胃ガンのリスクを上昇させるが、（味噌と同じく大豆製品である）豆腐の摂取は、胃ガンのリスクを低減させることが分かっています。このように大豆と塩の間には相殺効果が生じると考えれば説明がつきます。

さらに、味噌汁には胃ガンの予防効果のあるアリウム属（ネギ属）の野菜（長ネギや玉ネギ）が加えられることが多いため、抗ガン作用が高くなるものと考えられます。

以上はアメリカのマイケル・グレガー医師の著『食事のせいで、死なないために　食材別編』より引用させてもらいました。味噌汁の塩分は一椀食べても1．2gくらいなので問題はほとんどなく、むしろ良い面ばかりと言っても過言ではないのが味噌汁ではないでしょうか。

一方で、「大豆食品はイソフラボンが多く、エストロゲンを上げ、乳ガンなどになりやすくなるから極力食べないほうが良い」という教えが、世界的に蔓延しました。それもけっこう長期間です。発信源はやはりアメリカのようですが、ヨーロッパにも東南アジアにも「大豆食品は体に良くない」が広まりました。本文でも書きましたが、これは嘘中の嘘でした。イソフラボンはエストロゲンではなく、似て非なるものだったし、むしろ乳ガンなどの予防になるほどの良い食材だったのです。

ここで、ある可哀そうな症例の方のお話をします。

ハワイに長年住むＫ・Ｓさん（女性　１９５６年生）は60歳の時、左乳ガンの肺転移リンパ節転移と診断されました。ハワイの病院では即刻手術し抗ガン剤をやろうとなりました。しかし治療に疑問を持った彼女は友人に相談。友人の紹介で日本にやって来て私のクリニックを受診しました。話を聞くとＫ・Ｓさんはアメリカ人の夫の指導で次のような食生活をしていました。

①大豆は食べない（理由は右記）

②肉中心の食事をする

彼女は大好きだった大豆食品を中止し、嫌いだった肉漬けの生活を始めて12年経った時、左乳ガンとその転移が発覚したのでした。私は私の治し方をレクチャーしましたが、ハワイに帰って夫に全て拒否され手術と抗ガン剤治療になりました。その結果、３か月後突然亡くなったそうです(間に入った人の話)。乳ガンにならないように始めた「大豆拒否」と「肉中心食」は完全に裏目に出たのです。

「大豆を食べると乳ガンになる」という教えはとんでもない大嘘ですが、ヨーロッパでもインドネシアでも流行っていたから驚きです。これはまさに陰謀としか思えません。しっかりと味噌汁を飲む人がガンになりにくいというデータもあります。生野菜を食べ、味噌汁を飲むともっとガンになりにくくなると思います。

動物性タンパク質食が、人間にとって良くない理由

この章の終わりに、動物性タンパク質が人間にとって良くない理由をおさらいしておきましょう。

①病気の急増

肉や、その他動物性タンパク質をたくさん食べると、あらゆる病気が急増することが、色々な疫学調査や実験や統計で、完全に分かってきました。反対に菜食中心のヴィーガン食生活をすると、極めて健康になり、病気知らず、認知症知らずで、大変長命（長生き）になることが、確実なものになりました。

②動物性タンパク質食中心の食生活の人は痛みと炎症に悩まされる

動物性タンパク質中心だと、ありとあらゆる症状が出現します。あらゆる痛み（頚通、腰痛、背筋痛、膝関節痛その他）や、頭痛、めまい、コむら返り、肉離れ、肩こり、全身のだるさ、朝起きれない、疲れやすい、便秘、下痢、口臭など、あらゆる症状に悩まされるし、過食で動脈硬化が起きます。

③肉食中心にした生活は酸素をなくし、地球環境を破壊する

動物を飼い放牧すると、地球環境破壊は著しく進行します。ハンバーガーのパテ1枚分を製造するのに、約六畳一間分の熱帯雨林が破壊され砂漠化することが判明しました。つまり、牛肉を食べるために牛を放牧すればするほど、アマゾンの熱帯雨林が、砂漠化してなくなっていくのです。アマゾンが破壊され砂漠化されたら、地球の40パーセントの酸素がなくなり、人類は酸素不足により、窒息死し、滅亡することになります。

また、牛肉1キロを生産するのに、20キロの大豆を消費します。牛の資料に大豆タンパク質を使うからです。ということは、19人分の大豆食料を奪っていることになります。牛

を食べなければ、大豆タンパク質を飢餓に悩む人たちに供給できることになるのです。

④地球温暖化

地球温暖化の大要因のひとつは、牛のゲップが約半分だと判明しました。牛肉を食べれば食べるほど、地球は温暖化が進み地球破壊につながります。

⑤動物性タンパク質は地球の水資源を奪う

ハンバーガー1個作るのに、2.5トンもの水が浪費されます。ハンバーガーを4個も作ると、1か月間ぶっ通しでシャワーを浴びるのと同じ水が使われるのです。動物性タンパク質中心は、水を枯渇させる大要因ということです。水がないと、人間は生きられません。

⑥動物の排泄物が極端に多いことによる地球汚染

牛は人間の130倍も糞尿を排泄し、それは一切処理されることなく河川や海洋に捨てられて大変な海洋汚染になっているという事実があります。河川や海洋をこれ以上汚すと魚も貝も海藻も食べられなくなってしまいます。

⑦アニマリズムの見地から

ヒューマニズムを大切なことと考えるなら、動物を虐待し殺戮して食べることは、もっての外と考えられます。動物は、人間に癒しをもたらす友達なのです。ヒューマニズムが大事なら、アニマリズムも大事なことです。

動物を大量に飼育し、人間の食料などにすると、地球は滅びるし人間は病気になるということがよく分かったと思います。地球の環境が破壊されたら、人間は生きていけないのです。

その地球破壊の大原因が動物の、特に牛の放牧なのです。肉食を一切やめることで、我々は、健康になり、活躍でき、地球環境破壊を少なくすることができ、救われるのです。

この本のサブタイトルにもなっている「世界のセレブはなぜ肉を食べないか?」ですが、彼らは、③から⑥の因子は、たいして知らないかもしれません。しかし、やはり、①と②と⑦の要因から、ヴィーガン食になったことは間違いないでしょう。

健康になり頭が冴えるというのは、大変ありがたいことでしょう。人間は長生きし、死ぬまで呆けず、生き生きと生きたいと、誰もが思っています。そう思うなら、やはり動物性タンパク質は避け、ヴィーガン食にすべきなのです。

また、心の優しい人なら、やはり、動物を虐待し殺戮はしたくないでしょう。動物は、人間を癒し、やすらぎをもたらす、素晴らしい友達なのです。

欧米の賢いセレブで有名な人には以下のような人たちがいます。

俳優ではクリント・イーストウッド、トム・クルーズ、アーノルド・シュワルツェネッガー、ブラッド・ピット、マドンナ、ジョニー・デップ、アン・ハサウェイ、スポーツではカール・ルイス、ノバーク・ジョコビッチ（最強のテニスプレーヤー）、パトリック・バブーミン（世界一の怪力男。樽挙げやロッグリフトの世界チャンピオン）、ケンドリック・ファレス（男子重量挙げ。2度のオリンピックで米国代表選手）、ウイリアム・C・ロバーツ（心臓病専門医）、キム・A・ウイリアムズ（元アメリカ心臓病学会会長で心臓病専門医）。

3章

究極の病気直し「ファスティング」と「酵素力」

ファスティング（断食）の意義と効果

断食あるいは絶食のことを「ファスト」といい、それを実行することを「ファスティング」といいます。完全なる断食は、水と少量の塩のみで何日も過ごすことをいいます。それに近い断食を1か月間も実行した人で最近有名になった人がいます。俳優の榎木孝明さんです。彼は水と塩のみで体調が良くなることを信じて、1か月間もほぼ完璧に近い断食（ファスティング）を実行したのでした。彼は何かあってはいけないと思い、入院してこの過酷な断食を実行したといいます。

その結果は見事なものでした。全く匂わない大便が出るようになったり、体調は絶好調、もちろんスリムになり、そしてあらゆるラボデータ（血液データ）は全て正常だったのです。

この例だけではありません。古来、断食は全世界いたるところで行われていた健康法のひとつでした。最近になって断食の理論を現代医療に紹介したのはアメリカ人医師ジョエル・ファーマンという学者です。ファーマンは『Fasting and Eating for Health』で「ファスティングは単なるダイエット目的でなく、あくまで医療としての療法である。ファスティングをあらゆる病気の治療として取り入れるべきである」と述べています。

最近、実験で画期的なデータを出したのはバルター・ロンゴというアメリカの南カリフォルニア大学の老人生物学の教授たちでした。ロンゴ教授らは２００８年に「絶食（断食）は成長細胞を化学療法から守る」として研究成果を発表しました。

この時は1種類の抗ガン剤を用い、同時に「絶食（断食）」をすることでガン細胞が脆弱になることを示すため、ガンの種類を「乳ガン」「悪性黒色腫」「神経膠腫」「ヒト神経芽細胞腫」に広げ、マウスで実験しました。その結果全てのガンで、絶食（断食）と化学療法を組み合わせた場合は、化学療法だけの場合よりも生存率が高く、腫瘍の成長が遅くさらに腫瘍の転移の程度が低かったのです。

２０１０年には乳ガン・尿路ガン・卵巣ガンなどの患者10人を対象にした研究が行われました。化学療法の前2日間と後1日間に絶食（断食）をさせたところ、化学療法の副作用が少なかったというデータが報告されました。ロンゴ教授は、「ガン細胞を打ち負かす方法はガン細胞を狙い撃ちする薬を開発することではない。正常細胞だけが直ちに順応できる絶食（断食）などで、極端な環境をつくり、ガン細胞を混乱させると良い」と述べています。

ロンゴ教授は「ガンのマウスに絶食（断食）させたらガン細胞は極めて弱体化した」と

言ったのです。これは画期的な研究です。何千億も投入して開発している抗ガン剤や分子標的薬よりも、単に絶食（断食）したほうが効果的だということです。医薬品会社にとっては悪夢のような研究結果であったのです。

ファスティングの意義と効果について詳しくお話ししましょう。

①何といっても腸や胃、そして全身の細胞内の毒素を排泄させるという効果があります。病人の腸管の中は腐敗菌だらけ。その結果、アミン類（アンモニアの総称）が腸で悪さをし、全身に蔓延して血液を汚し、細胞を毒素細胞（細胞便秘）にします。それを良くするには、何も食べないこと以上の手はないのです。

②ファスティングをやると大便量が増え、腸内環境が正常化します。つまり善玉菌が主体になり、悪玉菌が極めて少ない割合（善玉菌28％～29％、悪玉菌１％～２％、日和見菌70％）になります。

③腸内環境が良くなるため、70％ともいわれる腸管免疫が活性化します。腸内が善玉菌優位になると、自然免疫（ＮＫ細胞他）が極めて活性化します。その結果、病気とは無縁の体になります。

④悪いタイプの脂肪細胞（悪玉アディポサイトカイン）が抜け落ち、悪玉アディポサイトカインの持つ悪い作用（血栓、糖尿病、高血圧、ガン化など）が出にくくなることは大きい。

⑤ファスティングをすると、解糖系エネルギーからミトコンドリア系エネルギーに転換します。解糖系エネルギーは2分子のATPエネルギーを出していますが、ミトコンドリア系エネルギーは、38分子のATPエネルギーを出しています。つまり、19倍のエネルギーを出しているのです。ファスティングすると必ずミトコンドリア系エネルギーになるため、極めてエネルギッシュになります。この時エネルギーはケトン体エネルギーになっています。ケトン体はミトコンドリア系を回すエネルギーなのです。このケトン体により、水しか飲まない断食を長くやっても栄養失調にはならないのです。また、ケトン体はBBB（血液脳関門）を通り脳に行くため、脳のエネルギー源となり、脳は極めてクリアーになります。

⑥血液の微小循環が極めて良くなります。微小循環が改善すると、活性酸素が出る量が減るため、病気になりにくくなります。どんな臓器も赤血球から酸素と栄養素を得て機能していきます。その血流が悪いと病気になります。断食で血液はどこもかしこもサラサラしていきます。つまり全ての臓器が機能するようになるのです。

⑦症状がほとんど取れます（または、軽減する）。痛み、こり、イビキ、頭痛、腹痛、めまい、

膝痛、疲れ、動きが悪い、不安感、落ちこみ、悲しみ、常に眠いといった嫌な症状がほとんど改善するのがロングファスティング。積もり積もった毒が流れ、筋肉に乳酸が溜まらなくなるからです。断食をしっかりすると、うつ病も治るのです。

⑧病気改善。軽い病気（風邪、気管支炎、めまい、頭痛、胃炎、大腸炎）はファスティングをしっかりやるとまず完治。重い病気でも、ロングファスティングを何回か繰り返すと、少しずつ治っていくことが多い。

⑨オートファジー出現。これによる効果は最大のもの。

結論として、断食はかように良いことずくめです。体がスリム化しエネルギッシュになり、症状が取れ病気が治っていくのだから、フランス栄養学界で「メスの要らない手術」といわれているのは当然でしょう。

断食や長寿を語る上で欠かせないのは⑨の「オートファジー」（Autophagy）でしょう。オートファジーは学者のクリスチャン・ド・デューブ、ジョージ・エミール・パラーデ、アルベルト・クラウデらが発見しました。この功績により１９７４年のノーベル生理学・

医学賞の受賞となりました。また最近では、２０１６年に日本人の大隅良典氏（東京工業大学名誉教授）がオートファジーの仕組みを解明し、その功績が称えられノーベル生理学・医学賞を受賞しています。

オートファジーは細胞が持っている細胞内のタンパク質を分解するための仕組みのひとつで、「自食」と日本語で訳されます。オート（Auto）とはギリシャ語の「自分自身」を表す接頭語で、ファジー（phage）は「食べる」という意味です。酵母からヒトに至るまで、真核生物に見られる機構のことで「長寿に欠かせない機構」です。

人間は60兆個（アメリカでは１００兆個）もの細胞が存在しますが、酸化し古くなったタンパク質の多くは体外に便や汗や尿となって排出されます。しかし排出されなかったものは細胞に残り、細胞を衰えさせダメージを与え、下手をすると細胞を死に至らしめます。するると体調不調が起こり病気になります。そこで細胞死が起こる前に、古くなったり壊れたりした細胞内のタンパク質を集め分解しそれを元に新しいタンパク質をつくる機構が存在します。それがオートファジーの機構です。

細胞内にはミトコンドリアというエネルギーを生み出す小器官が存在します。１個の細胞には数百から数万も存在します。このミトコンドリアが活発だとＡＴＰというエネルギーがしっかり出て人間は元気でいられるのですが、このミトコンドリアもオートファジーによって新たに生まれ変わります。オートファジーは「古くなった細胞を内側から新しく生まれ変わらせる仕組み」なのです。

オートファジーは細胞内に侵入した病原菌やウイルスも分解、浄化し、排泄させる力も持っています。そのためどんな病気にも有効に働く力になるため、「健康に欠かせない機構」でもあるのです。

オートファジーには食物を摂取した時には働かないという特徴があります。オートファジーは細胞が飢餓状態（断食）を16時間続けたあとに働き始めるのです。「水断食（絶食）」をして飢餓状態を16時間以上、可能であれば48時間続けるとオートファジーの機構は活動を開始します。

その結果、次のことが起ってきます。

・内臓の臓器が少しずつ正常化していく。
・ミトコンドリアが正常化しエネルギッシュになる。
・酸化した体脂肪が抜け落ち悪玉のサイトカインが出なくなり慢性病から解放されていく。

・ガン細胞がアポトーシス（自殺）し、ガン細胞はどんどん抜け落ちていく。
・血液状態が極めて良くなり動脈硬化が改善していく。
・長寿遺伝子（サーチュイン遺伝子）が活性化する。

食べないと死ぬという先入観

「水しか飲まなければ栄養失調になってすぐ死んでしまう」と言われたことはありませんか？　もし本当なら、無人島に漂流した人が水だけしかないのに何日も生きていけるはずがありません。よってこれは間違いです。

この章の冒頭で紹介しましたが、俳優の榎木孝明さんは1か月間、水と少量の塩だけで生活されました。その結果は素晴らしいものでした。定期的に検査した採血結果は正常そのものだったのです。さらに元気になっていたのです。もし「食べないとすぐ死ぬ」ことが本当なら、榎木さんは1か月も水と塩だけでは生きていけなかったでしょう。

※参考文献：『30日間、食べることやめてみました』榎木孝明／マキノ出版

榎木孝明さんの例からいえることは次の通りです。

・1か月程度の水断食でも栄養失調にならない（過度な断食では栄養失調になる）。
・断食をすることで元気になる、エネルギッシュになる。

その理由は何でしょうか？　答えは、断食することでケトン体が糖質に代わって出現し、解糖系ではなくミトコンドリア系のエネルギー回路でエネルギーを産生するからです。ミトコンドリア系のエネルギー回路は、解糖系のエネルギー回路と比べて約19倍多くエネルギーを産生することができます。そのため、食べている時とは比較にならないエネルギーを持ち、元気になるのです。

今までの常識しか知らないと「食べないと死ぬ」という先入観で、断食の恩恵を受けることができない人がたくさんいることは事実です。鶴見クリニックに縁があった皆様は、時々断食をしていただきたいです。

ミトコンドリア系のエネルギー回路で産生されたエネルギーは、ＢＢＢ（血液脳関門）を通るので脳のエネルギーになることがわかっています。よって水断食を7〜10日取り組むと、脳に届けられるエネルギーは増えるため、記憶力が良くなったり、頭の回転が速くなったりすることでしょう。

また、「記憶力が落ちた、集中力が続かない」と悩んでいるのであれば、3～5日間程度の水断食をお勧めします。5日も水断食に取り組むことで頭はスッキリし、悩みは解決されるでしょう。脳に十分エネルギーが補われると、頭の中の不純物が取り除かれます。そうすることで、アセチルコリンやセロトニンといった数十種類の脳内伝達物質のバランスが整い、正常に作動するようになり、脳の機能が良くなります。

また、睡眠の質にも大きな変化があります。睡眠は脳内伝達物質のバランスが大きく影響するため、断食前とは比較にならないほど熟睡できるようになります。さらに目覚めた時の爽快感も格別です。

脳内伝達物質を正常に作動させることは、脳自体を良くすることにつながります。そのため、認知症やアルツハイマー病を予防するには、断食を定期的に取り組むことがとても大切といえます。

以前、アメリカのヒューストン在住の松田麻美子先生から、サンフランシスコの近くに全米一の断食をしながら病気を治す施設を紹介されました。教えてもらった内容は次のようなことです。

「サンタローザ（サンフランシスコから北へおよそ車で1時間）に『True North Health Center』（https://www.healthpromoting.com/）という大規模なファスティング施設があるので、一人でファスティングのできない人や、ファスティングがなぜ病気を治していくのかが分からない人はそこへ行き、実践したり、授業を受けてみたりすることをお勧めします。ここは世界最大の『滞在型ファスティングセンター』であり、また、ファスティングセンターとしてだけでなく、ナチュラル・ハイジーンの医療施設としても世界一です。世界各地から、健康改善を求める人や病気を治したい人がたくさんやって来て、実行し、目を見張るような病気克服&健康改善を遂げています。難病すら完治していくのです。

勤務者は、MD、ナチュラル・ハイジーンの医師、ナチュロパシーの医師、カイロプラクター、臨床心理学医、セラピスト、鍼灸師、マッサージ師、エクササイズトレーナー、栄養士、プラントベースのシェフなどが揃っていて、万全の体制を敷き実行させているのだから、本当に素晴らしいヘルスセンターといえます。

クリニック、レストラン（カフェテリア）、ジム（エクササイズジム）などもあります。医師の監督の元で『ウォーターオンリー・ファスティング』を行ない、ファスティング終了後は、数日間の復食期間を経て、その後、併設されているカフェテリアで、1日3度「プラントベースでホールフードの食事」を摂りながら、正しい食習慣を実地で学ぶ。滞在中は、病気の根本原因、正しい食生活とは何か、なぜ病気になるのか、健康をとり戻すにはどうしたらよいか、といったナチュラル・ハイジーンの講義を毎日受ける。お料理教室やエクササイズのクラスもある。アメリカには、こんなにすごいシステムを実行できる施設があるのです」

これを聞いた時の最初の感想は「いやはやすごいね。さすがアメリカ」でした。ファスティング（断食）が有効と知って実行するにあたり、一人ではなかなか大変なため、かような施設すらできている。水だけの断食を実行させるし、少しずつ復食させるし、医師の監督の元でやるしと、素晴らしいの一言。まさに私のやり方そのものですが、私は個人的にやっているので、そこが違います。日本ではかような施設を作り、やらせるのはまず経済的に不可能です。アメリカは土地も広大にあり、経済的にも可能であり、やる気のある人も多いし、教育もナチュラル・ハイジーンが根強く浸透している。だからできます。羨ましいですね。やはり、大アメリカ。

私は一人きりで、1985年頃からファスティングを指導し、個人的にやってきました。いつかはかような施設を作り、かような病院を作りたいな、と夢見てきました。しかし日本では全く無理でした。

とにかくファスティングが有効なことは、アメリカにかような施設があるということからも明らかです。そして、かような施設に入りファスティングをやろうが、個人的にやろうが、実行さえできればファスティングは素晴らしい病気治癒方法なのです。この施設では、ウォーターファスティングをしばらくやるようですね。

実は私も以前はウォーターファスティングをやっていました。一度中止したのはちょっと過酷だと思ったからですが、2010年から再開しました。Wコース（ウォーターのW）として患者さんに指示するようになりました。この水のみ断食がなかなか良いのです。初めは大変ですが4日もすると何も欲しくなくなるから不思議です。頭も冴えも冴え、何でもできるようになります。今はこのWコースが大流行なのです。なお、アメリカでは断食合宿センターは、最近すごい勢いでできているそうです。

ドイツには『断食で治らなければ医者は治せない』ということわざがあります。これには本当に驚きます。治療には断食は欠かせない行為ということがよく分かる言葉です。ドイツでは、きっと大昔から断食を治療の一環として取り入れてきたのでしょう。断食で治らなければ医者は何をやっても治らないというのは、私の症例でも明らかです。断食は、ありとあらゆる病気を治す最先端だからです。体に溜まりに溜まった毒素を溜め込んだままの治療は無理なのです。

しかし、今の西洋医療家は、毒素を全く抜こうとはせずに毒素の塊みたいな薬を投与して治療にあたります。このやり方では、当初は良くても後々破綻は免れません。毒素（細胞毒）という大原因を解決していないからです。断食は、原因そのものを抜く行為です。断食で治らなければ、何をやっても治らないというのは、本当にその通りなのです。

1918年に世界中で4500万人も死んだスペイン風邪の時に断食が著効したグループの話もよく知られています。この年のスペイン風邪(HIN1インフルエンザウイルス)がどれほどすごかったか！　この年にインフルエンザが世界的に超大流行。スペインが発症の地のためスペイン風邪と呼ばれました。まさに世界的パンデミックを引き起こし、世界中で約4500万人もの人が亡くなりました。当時の世界人口は15億人なのでこの大流行による死者の数がいかにすごかったかがわかります。

しかし、この時、アメリカのあるグループは、感染しても全員が少しも悪くならず早々に治癒したため、極めて注目され新聞にも掲載されました。それは、アメリカのミネソタ州ハッチンソンにあったセブンスデーアドベンティスト派の神学校の寄宿舎でした。ここでは約90人が感染しました。しかし肺炎に進行する人もなければ悪化する人すらなく、死者も一人として出ませんでした。感染した90人を治療した医師は同神学校の卒業生で、ナチュラル・ハイジーンに基づく水療法、つまり「水のみ断食」を施したのでした。

病気の症状が出た人は、すぐさま全ての活動を中止して床に就かせました。薬は与えず、水分補強と喉、胸、腹部への温湿布を施しただけ。しかし、このウォーターオンリー（水のみ）断食をやらせたら、なんとどの患者も、1～2日で熱は下がり4～5日も経ったら全員が元気になり楽になってきたのです。

再発を防ぐために、それからさらに3日間はベッドで休養させました。その後、食事は徹底的に少量のヴィーガン食にさせて管理しました。そうしたら、90人全てが2週間で完治しました。その後も注意深く、悪いものは食べさせず、徹底したプラントフードのヴィーガン食で生活させました。そうしたら、今度は誰もが、若々しく健康的になり、活動的になったといいます。悪い食事は当然「動物性食品」、「砂糖菓子」の2つでした（この2つが悪いのは未だに同様）。

このことは、1918年12月17日付の『Northern Union Reaper』という新聞に掲載されました。同紙は「毎日何千人もの人がこの病気で亡くなっていくというのに、この神学校の寄宿生たちの90人は誰一人も悪化せず、深刻な状態になる人もなく、死亡者も出なかったことは注目すべき出来事だ」と絶賛しました。

「ナチュラル・ハイジーン」のグループでは、病気の時はすぐさま全ての活動を中止し、薬は使わず、完全に休養（Complete rest）するよう教えています。「完全に休養」とは日常の仕事や運動などの活動もさることながら、「消化活動」までも含まれます。つまり食事は一切摂らない水のみ断食なのです。

食事を摂ると消化のために体の貴重なエネルギーや酵素が奪われ、ヒーリング活動が十分に行われなくなるからです。この水のみ断食を2日から5日やり、引き続きヴィーガン食に移行するのが一般的なやり方のようです。

さて、この話で素晴らしいことは、①いかに断食が効果的な方法かということ、②いかに薬を使うことが無力な方法かということでしょう。今のコロナウイルス禍も見習う必要がある話だと思います。

ファスティングの副作用や好転反応についてもお話ししておきます。

①まず、開始2日~3日で様々な症状が出やすくなります（悪心、嘔吐、めまい、頭痛、全身痛、便秘、下痢、ひどい口臭、下肢脱力、強い冷えなど）。しかしこれは、ほとんどが良くなる前の好転反応なので、対症的に対処し、乗り越えることを鶴見クリニックではお勧めしています。例えば悪心、嘔吐なら吐き気止めを飲み、足湯をやるとか、頭痛なら一時的に頭痛薬を飲み、足湯をやるとかです。口臭は必ず出ますが、そのうちに消えます。様々な症状を乗り越えて4日もすると、かような反応はほとんどなくなるはずなので、引き続き注意深く観察しながら続けることが必要です。

②ロングファスティング（7日間から20日間）の場合、栄養失調や脱水症になる場合もあります。かようなことが起きないように、適宜メールや電話で連絡をしてもらい、対処法をアドバイスしています。栄養不足の場合は、フルーツの摂取を増やす、生味噌の摂取を増やすというような指導をすることが多いです。脱水なら、キュウリを丸かじりしても

らったり、フルーツを増やしますとほとんど改善します。

③痩せている人の場合、例えば30kg台や40kg台の人は、ショートファスティングにし、ロングファスティングは行わないようにすることが多いです。ショートファスティングは、せいぜい3日間くらいです。3日間でもやると、かなり色々と効果が出ます。それ以上する場合は、栄養があり、かつ消化が良い食物を摂取するという指導をしています。具体的にはフルーツ、味噌汁、納豆、お粥、蕎麦、サツマイモ、その他。

④肝機能の悪化

ファスティングをすると、細胞の中の毒素が抜け、肝臓に入り、代謝され、大便となって出てきます。そのため一時的に肝機能が悪化したように見える場合があります。しかし、そのままファスティングを続けていくと、その肝臓に入った毒も抜け落ちます。そのため、すぐ肝機能は正常化します。ですので肝機能が悪くなったと勘違いはしないでほしいです。これは過程なのです。

⑤強い冷え

ローフードで体が冷えることは仕方がありません。何せ水しか飲まないのですから。その際の対策としては、温湯セラミック入り入浴。湯の花マット54℃で寝る。ホッカイロ、湯タンポなどで温めることです。ローフードのみだと、温まるのに時間を要します。しかし、何か月かするとむしろ体温はあがります。血液がさらさらになるからです。

※ファスティングが嫌いな人の場合

残念ながらこういう人には私はお勧めしません。ヴィーガン食をやれば良いと思います。

他にもあるファスティングの効果（イビキ、めまい、虫垂炎）

イビキは本人は眠っているから何も思わないかもしれませんが、横で寝ている人はたまりません。亭主のいびきがひどくて別室で寝るようになった奥さんを私は掃いて捨てるほど知っています。

往年の大スターの女優エリザベス・テイラーは4回も離婚していますが、その離婚の原因はエリザベス・テイラーのイビキがあまりにひどかったからと報じられました。このイビキは、ではどうして出るのでしょうか？

イビキは病態は鼻腔粘膜の限りない腫脹による狭窄から起こります。ではなぜ鼻腔粘膜が腫脹（浮腫）するのでしょうか？　この理由は簡単です。動物性タンパク質（特に肉と加工肉と鶏肉）の食べ過ぎからです（白砂糖をこれに加えて食すとさらに悪化する）。動物性タンパク質を食べるとルロー（赤血球が連鎖状につながること）になった赤血球が全身を流れます。そうすると最も細い毛細血管（真毛細血管）に赤血球は入らなくなります。それが鼻腔粘膜の小動脈で起ったら生じるのが、①組織の浮腫②活性酸素の出現です。その結果起るのが強烈な鼻粘膜狭窄、そしてイビキです。

これを解除する対策は2つしかありません。①断食（せめて6日は必要）②原因物質を食べない（動物性タンパク質が主ですが、砂糖菓子と小麦粉食品）。断食（6日間）→ヴィーガン（3か月）をくり返すと、早々に完治するはずです。

なお、めまい（メニエール病）も同様ですが、めまいは悪い食事をやめて少食のヴィーガン食でも治ります。慢性副鼻腔炎は断食＋ヴィーガン＋サプリメントがよく効きます。

また、虫垂炎の初期は4日から5日間の断食で完治します。昔は「盲腸炎」とよくいわれたものですが本当は虫垂炎です。虫垂は盲腸の先端にぶら下がった長さ約10㎝の臓器です。以前は必要がないものの代表のようにいわれたものですが、最近は「大腸の免疫を高める臓器」ということがにわかに分かってきたため、虫垂は軽々しく切り取ってはいけないということになってきました。そこでもし虫垂炎になってしまったら（初期）手術などせずに最善の治療をすることが大切です。

一般的には虫垂炎になったら抗生物質の点滴や経口投与でしょうが、抗生物質には大変な副作用があります。それは悪玉菌も殺すが大切な善玉菌も殺してしまうことです。またカビ菌を繁殖させることも。大切な善玉菌が死んでしまったら免疫力は大きく低下してしまいますので、後々大変な反動が出ないとも限りません。

それよりそれこそ4日間（もしくは5日間）断食をしっかりやれば必ず良くなります。4日でダメなら6日または7日間断食すれば絶対的に完治します。高かった白血球も正常化します。切除しないで断食すれば大腸の免疫も保たれるのです。

虫垂炎の原因ですが、これは盲腸と上行結腸の腐敗菌増多によりアンモニアが出るので起こります。腐敗は動物性タンパク質過剰と白砂糖が原因なのでこれを多く摂らなければ虫垂炎などなりません。予防としては、悪い食事を極力少なくし、生野菜、フルーツ、豆、芋、海藻を多く食すことに尽きます。なお初期でなく中期でも断食とヴィーガン食で治ることも多いのです。破れて腹膜炎になったら、抗生剤と手術は仕方ありません。

酵素の力

酵素の存在がクローズアップされたのは、1985年に、アメリカのエドワード・ハウエル博士（1899年～1986年）が『エンザイムニュートリッション』（酵素栄養学）という本を発表してからです。この本が契機になって、急速に酵素の真実が明るみになり、2000年を境に世界的なブームになりました。

ハウエル博士が『エンザイムニュートリッション』で発表するまでの酵素の一般的な見解は、ハウエル博士の発表とは全く違うものでした。しかし、ハウエル博士の発表は、50年以上もかけて研究し見つけ出した真実の連続でした。極めて学問的で科学的な裏付けに基づく内容であったため、アメリカの医学界でもアメリカの栄養学界でも問答無用で認められ採用されました。アメリカの医科大学の教科書にも当然のように採用されました。医科大学の授業にも取り上げられるようになりました。

そのため、現在（2024年）は、酵素といえばハウエル博士の内容を指します。さらにアメリカのみならずヨーロッパの学界でも認められました。

「酵素とは、生きることを可能にするための物質であり、まさに『生命の光』といえる」（エドワード・ハウエル博士）

これが酵素栄養学の概念です。酵素は生命あるもの全てに備わった生命の光であり、神秘です。微生物から植物、動物、人間にいたるまでの全ての個体に備わっています。種子からの発芽も、青い柿が赤くなるのも木の葉が紅葉するのもみな酵素の働きによるものです。毎日の生活の中にはこの酵素を利用したものだらけなのです。酵素は一言でいえば「タンパク質という殻に包まれた生命力のある触媒」となります。「酵素は昔は単なる下働き」と考えられていましたが、今では偉大なる触媒となったのです。

酵素は生命力があるため熱に弱く、48℃ 2時間で、50℃ 20分で、53℃ 2分で失活（死）します。そのため生食にしか酵素は存在しないとなります。

他の8つの栄養素（タンパク質、炭水化物、脂質、ビタミン、ミネラル、繊維、水、ファイトケミカル）が「資材」とすると、酵素は「作業員」といえます。いわば、家を建てる時の全ての材料を人間が設計したり組み立てたりする作業に似ています。

酵素は「建築にたずさわる作業員」です。人間の体は解体作業も含めて常に建築をしているようなものです。その全てに作業員は関係します。その作業員が酵素なのです。ハウエル博士は言います。「人間を含めたあらゆる生物の体の中で起こる全ての化学反応は、酵素なしには行うことはできない。息をすることも、まぶたを閉じることも、手足を動かすことも、臓器の運動も何でもかんでも全ての働きは酵素なしに行うことはできない」と。

酵素はタンパク質の殻に入った生命力ですがタンパク質ではありません。酵素は触媒として働きます。が、生きた触媒です。触媒とはその過程がまだ変化しないうちに化学反応を促進し、速くする化学物質です。酵素は毎分１００万の反応を触媒しています。酵素は１００億倍まで反応を速くすることができるのです。

どの酵素も形を頻繁に変えることができます。酵素は絶えず動き回り衝突し変化しています。酵素はマイクロ秒ごとに衝突をくり返します。これを分子のダンスといいます。酵素のサイズは1ミリの百万分の1という小ささなのです。

酵素には体の中にある酵素（体内酵素）と体の外にある酵素（体外酵素）があります。ただし、腸内細菌も酵素をつくりだします。善玉細菌からの酵素は、体に良い消化と代謝をしますが、悪玉細菌からの酵素は体に良くない消化と代謝をします。図表24と25を見ると分かりますが、生まれたばかりの赤ちゃんが酵素量（潜在酵素）が最も多いとしたら、徐々に減っていって半分くらいになった時に人間は死ぬようです（酵素寿命説）。そのため、いかに酵素を温存させるかが長寿の秘訣となります。

では2つの酵素「消化酵素」と「代謝酵素」についてお話しします。体内には、①消化酵素と②代謝酵素があります。消化酵素はたった24種類しかありません。代謝酵素は3万以上の種類が見つかってきています（2013年）。消化酵素は数は少ないですがひとつひとつ意味があり、一万円札にたとえられます。代謝酵素は量は多いために1円玉のようなものとされます。

①消化とは大きい分子を最少の分子にすることです。消化されないと良い吸収ができません。良い吸収ができないと腸に腐敗菌が多くなり、その結果病気がちになっていくので消化力は極めて健康の重要ポイン

（図表24）酵素の残量と寿命の関係

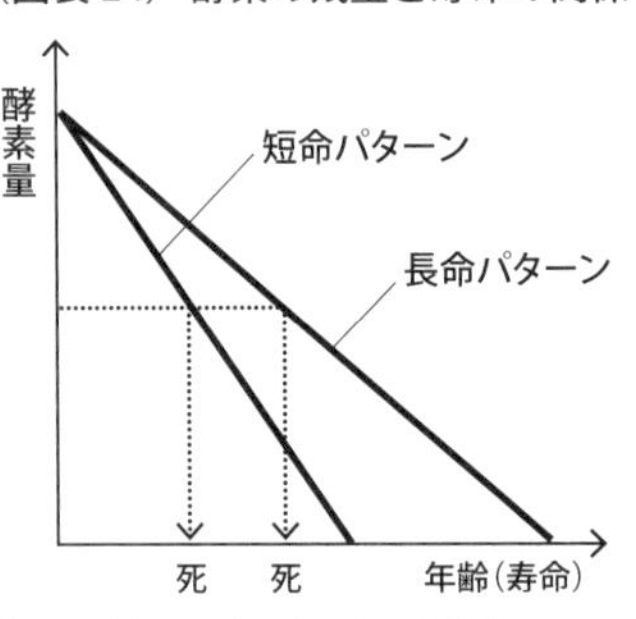

酵素の量が半分程度になると死を迎える。
酵素の消費量を減らし温存していくと長寿になる。

（図表25）老化と体内酵素の量

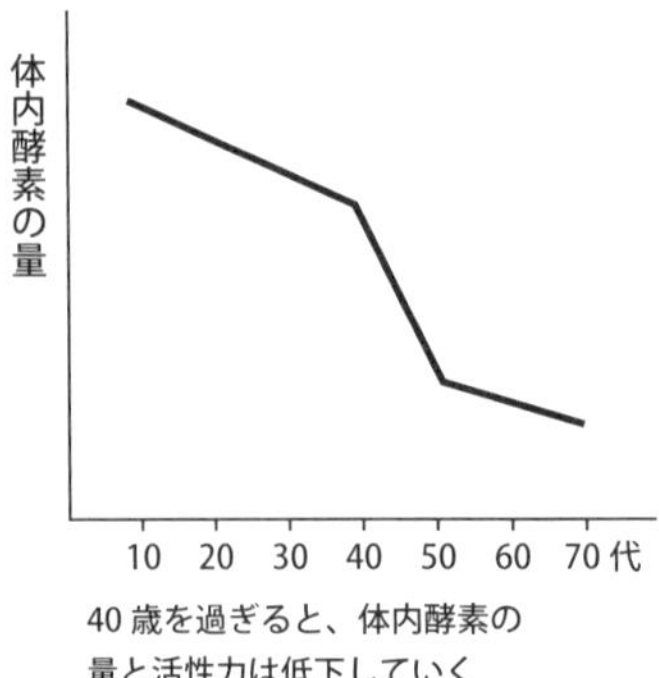

40歳を過ぎると、体内酵素の
量と活性力は低下していく

トになります。その消化活動をひたすら担うのが消化酵素です。タンパク質を消化するのがプロテアーゼ、炭水化物を消化するのがアミラーゼ、脂質を消化するのがリパーゼです。体の中には非常に多くの酵素が細胞と膵臓と善玉細菌からつくられて消化をしてくれますし、外からも摂れます。

②代謝とは生命活動の全ての行為です。全ての運動もエネルギーも何もかも代謝活動から行われます。「ある物質が化学反応されたあと違った物質になること」を代謝といいます。何をするにも代謝からですが、具体的にいいますと、新しい組織生産、運動行動、免疫、解毒、排泄、組織修復、創傷治癒、エネルギー……などです。こういった代謝活動の元に人間は生きていられるのです。

この消化酵素と代謝酵素は使われる量は一日一定なのです。酵素限定生産と呼びます。これは何を物語るのでしょうか？　消化にエネルギー（気）をとられた時、代謝は少なくなります。消化にエネルギー（気）をとられない時、代謝は円滑ということを現しています。消化にエネルギーを取られないことがどれだけ重要かが分かるといえます。

そこで「酵素寿命説」というのが出てきます。寿命説には色々なものがありますが、そのなかでも現在最も信憑性の高いのが酵素寿命説といわれています。人間は生まれた時、酵素は無数に存在します。それを潜在酵素と呼んでいます。人間は酵素は食物から毎日毎日摂取してはいますが、潜在酵素は、少しずつ少しずつ減っていくとされます。年齢を重ねるごとに潜在酵素は減っていき老化し、病気がちになるのです。約半分の潜在酵素がなくなった時に死が訪れる。貯金が尽きて破産するのに似ています。そこで、酵素寿命説といわれています。

そのため、いかに酵素を無駄づかいしないかが、健康長寿のポイントとなります。人間は美味しいものを山ほど食べて長生きしたいと願う動物ですが、そうはいきません。美味しいものを山ほど食べる生活で酵素はどんどん急速に減るからです。

酵素の働きを阻害する物質を食すと、病気になったり早死にします。それは、酵素の働きが著しく低下するからです。酵素の力が低下すると、消化が悪くなるし代謝も円滑に行われません。体内は活性酸素だらけになります。つまり、生命活動が著しく低下します。これは病気をつくる最大の因子といえます。それゆえ酵素阻害物質は摂ってはいけません。やむを得ず体内に入れる場合でも、できるだけ少量にすべきです。酵素阻害物質が体内に入ると、膵臓が大変痛みやすくなります。

では、酵素阻害物質にはどのようなものがあるでしょうか。以下に列挙します。

・重金属（ヒ素、水銀、カドミウム、鉛、アルミニウム、銀、すず他）
・生の種（あらゆる種の周囲にあるもの）
・人工薬剤（化学合成の医薬品）・農薬・サリン、VX・タバコ
・糖化物質（ハム、ウィンナー、ソーセージ、ベーコン、サラミ、トースト）
・動物性タンパク質・異物、無機物
・過食（肥満）
・白砂糖や菓子類、チョコレート、アイスクリーム
・トランス型脂肪酸、リノール酸
・酒類
・浣腸（特にコーヒー浣腸）

2つめにあげた「生の種」は想像しにくいかもしれません。種は「種の保存」のため、強力な酵素阻害剤を外側に持ち、種の中の物質を酸化させないようにしています。玄米も同様です。玄米は稲の種です。一時急に玄米食が流行りましたが、炊き方が悪いと大変問

題になります。20時間水に浸して発芽させたあと水を捨て3回良い水で洗いそれから炊かないと毒ごと炊くことになるからです。詳しくは拙著『正しい玄米食、危ない玄米食』（かざひの文庫）をご一読ください。

では酵素阻害物質を摂り続けるとどうなるでしょうか。

例えば10円玉のような異物を誤嚥してしまうと、いつかは大便と一緒に排出されますが、これが小腸に入った際に、膵酵素が消化目的で出現します。しかし、いくら膵酵素を十二指腸に発射し続けても消化されず溶けません。それでも膵酵素は分泌し続けます。ストック全てを使ってでも消化しようとします。そのうち膵酵素は枯渇します。それでも膵臓は酵素を出そうとします。その結果、膵臓の外分泌腺は2倍3倍と膨れ上がり、そしてガン化していきます。

生の種も同様です。生の種を食べ続けるといつか膵臓ガンになりやすくなります。スイカ、ブドウ、梨、リンゴ、ミカンといった種は生で食べないほうがいいです。ただし例外はあります。イチゴ、キウイフルーツ、キュウリ、トマト、ナス、オクラといったものの種は食べてもかまいません。なぜなら種のサイズが極めて小さいからです。

少食が健康をつくる

図表26は、ネズミの餌を生のままと、加熱したものを与えた場合とで、脳の発達がどれくらい変わるのか調べたものです。酵素の重要性をよく表しています。同じ食物を、熱を通すか、通さないか、違いはそれだけです。しかし実験結果は衝撃的です。

熱を通して酵素が死滅しているほうを食べたネズミの脳の重量は、生のものを食べたネズミのそれの半分以下だったのです。ペットフードは熱処理してあるので、栄養は完璧でも酵素がないのです。それに対し、野生の動物は栄養のバランスは悪くても生のまま食べるので、人間がかかるような病気にはならないのです。

ネズミの寿命はおおよそ1年半です。しかし、加熱食オンリーで生活させると、1年以内に病気で死んだそうです。ところが生食（生の野菜と生のミルク）オンリーの生活ですと、全て3年以上生きたそ

（図表26）ネズミの脳の重量を比較した図

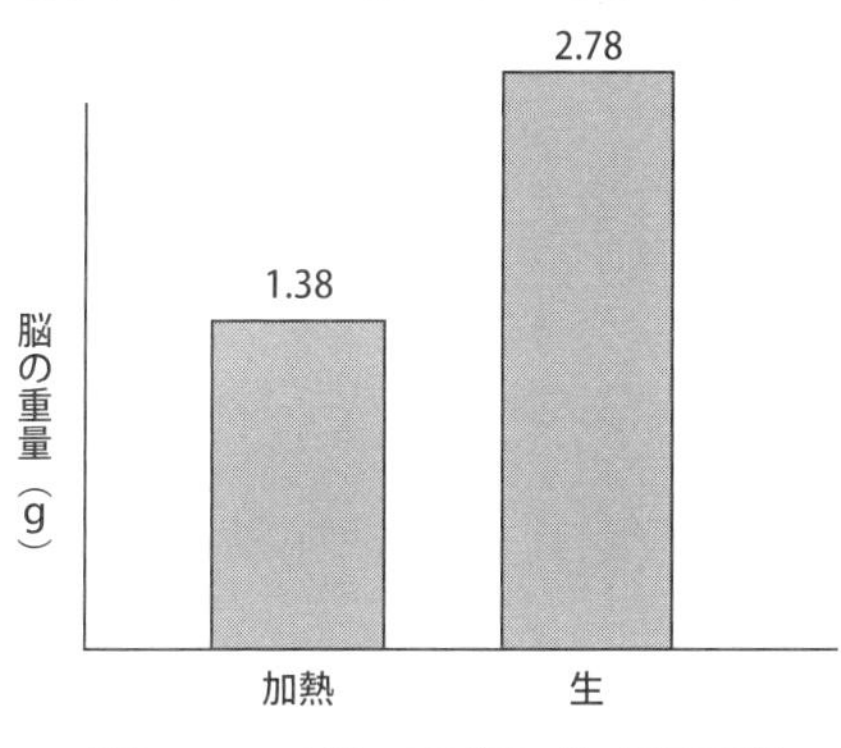

※『enzyme nutrition』エドワード・ハウエル著

うです（1972年のイギリスのロウエット研究所オアー博士実験より）。いかに生食が延命するか、加熱食オンリーが短命になるかです。

野生の動物は全て生食です。肉食動物だろうが草食動物だろうが、全て生のものしか食べません。そして寿命を全うして寿命が来た時、コトンと死にます。病気はしません。病気をするのは人間と人間の家畜だけです。人間と人間の家畜は加熱食が多いからです。特に加熱食オンリーだとさらに早く病気をし、早く死にます。今の人間は「生食オンリー」という訳にはいかないでしょう。しかし、50％は生食を食べ、加熱食は40～50％にすると寿命は大きく延びることは間違いないと思います。

また、食べ過ぎはあらゆる病気の大元です。ですので少食かつ酵素食こそが長生きの秘訣となります。栄養をつける、ということは、三大栄養素をかなりのカロリーで摂るということでありますが、その結果何が起こるか？　です。

栄養の過食で起こることは、①強い消化不良、②腸の腐敗→そして臭い便、③アンモニア群（アミン類）の増多、④微小循環の不良、⑤その結果全身的に活性酸素だらけ、⑥免疫機能の低下です。腸が腐敗すれば免疫機能は落ちます。なぜなら小腸に70％（大腸に

10％）も免疫をつくる場があるからです（1997年くらいから世界的にそういわれ始めました）。

そのため、小腸（大腸を含む）の免疫（腸管免疫）のことを「免疫の新世界」とか「免疫の新大陸」とか言う学者も出てきました。特に小腸の回腸のパイエル板は免疫の宝庫です。この中で、特に重要な役割を果たすのが腸内善玉細菌の力です。この善玉細菌が悪玉菌優位になると一気にパイエル板の免疫の力が落ち、全身は弱るのです。小腸の善玉菌＝乳酸菌。大腸の善玉菌＝ビフィズス菌。だから腸が良くないと、腸が腐敗し免疫は一挙に落ちます。その結果、病気になります。

過食すると消化が必ず悪くなります。その理由は、人間の1日につくられる酵素生産能力は一定と決まっていてそんなに多くないからです。

この章の最後に過食と寿命の関係についてお話しします。

1935年米国コーネル大学栄養学者クライヴ・マッケイ博士は実験用マウスの摂取カロリーを65％に減らして食物を与えました。するとなんと寿命が2倍も延びたのです！

米国ウィスコンシン大学の実験（1980年代から始まり2000年に発表）では、アカゲザルを、①普通の餌を与えたグループ、②ビタミンなどの栄養は落とさずカロリーだけを30％も制限したグループ、この2つに分け比較検討されました。結論、①は白髪が生え、深いしわが刻まれ、著しい老化の様相を呈しました。動きもいかにも億劫そうでした。②はスリムで動きが良く、しわは見られず、背中は曲がっていませんでした。いかにもキビキビしています。カロリー制限をするとアンチエイジングとなるのです。

カロリー制限にはどんな効果があるのでしょうか？　長寿遺伝子（サーチュイン遺伝子）の活性化、活性酸素の減少、若返りホルモンＤＨＥＡ濃度増加、しみ・しわ減少、元気になる、病気しなくなる、症状が少なくなります。

過食は何より消化不良を起こします。その結果、腸内腐敗→腸内アミン類（アンモニア群）増多となります。そしてあらゆる症状、あらゆる病気をつくっていくのです。

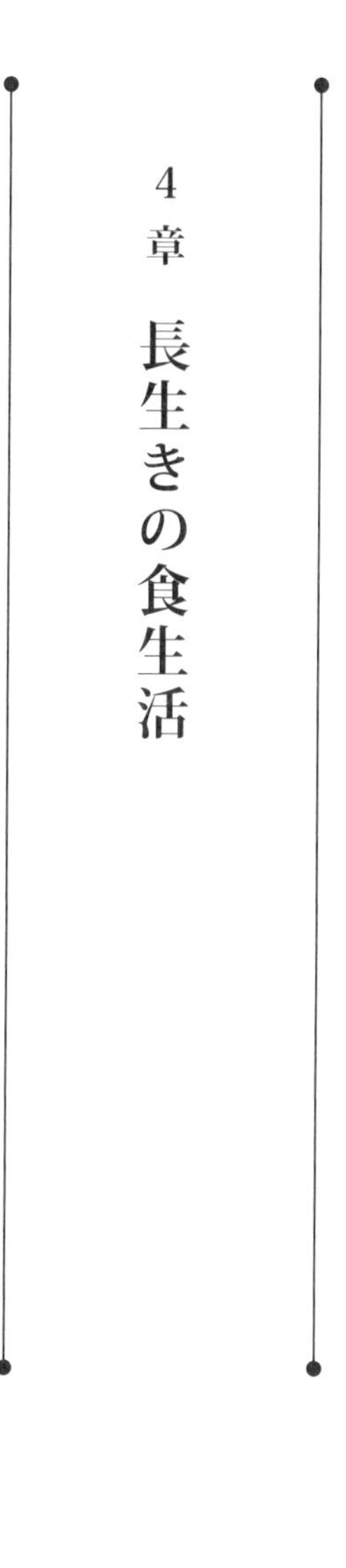

4章　長生きの食生活

フルーツをたくさん食べると健康になる

フルーツのことを、どうも日本人は誤解しています。その理由は、日本の医者たちがフルーツの果糖が体に悪い(肥満の元、高血圧の元、肝臓障害の元など)と思っていて、「フルーツは良くない」と至るところで言っているからです。しかしそれは完全な誤解です。アメリカでは、学者たちの間でも一般の人々の間でも、フルーツが体に悪いなどと言う人は誰もいません。むしろフルーツは、健康をつくる第一の食材だと学者は言うし、人々も積極的に食しています。

アメリカで開業し、かつ最高の栄養学の指導者として絶大な人気のマイケル・グレガー医師は、取り出した果糖オンリーは有害だが、フルーツに入っている果糖は無害だと言い、フルーツが健康を促進する証拠を実験でいくつも証明しています。

次の実験はフルーツの素晴らしさを見事に証明しています。

実験：人に砂糖水を摂らせたあと、ベリー類のフルーツ（ブルーベリーやクランベリー）を1カップ摂らせたらどうなるか？

結果：普通は砂糖水で血糖値は急上昇します。それに果糖の入っているベリーを食べるとなると、ますます血糖値は上がるはずと誰もが思います。しかし結果は全く上がらないどころか、砂糖水で上がった血糖値を下げてしまった。低血糖にもならなかったということです。

フルーツにある様々な健康促進因子（ビタミン、ミネラル、ファイトケミカル、酵素、食物繊維）がそのように調整した、とグレガー医師は言います。

かようにフルーツは決して血糖値を上げないし、むしろ人間を健康にする抗酸化な物質の塊なのです。フルーツが甘く感じるのは果糖が人間の味覚に強く甘さを感じさせる物質があるからですが、実は量は意外と少ないのです。フルーツの構成要素は水が80％前後で食物繊維、ビタミン、ミネラル、ファイトケミカルが多く、果糖は極少量なのです。ですので、読者の皆さんには、フルーツ＝果糖だと思わないでほしいのです。フルーツこそ活性酵素（酸化物）を退治し、若返らせる超優れものの食材なのです。

「欧米ではフルーツはまさにブームである」

「欧米の人々は、フルーツを摂ると若返ると本気で思っている」

それは正しいのです。皆さんはフルーツをもっともっとたくさん食べるべきだと思います。そして、健康になっていただきたいと念願します。

「リンゴ1個は医者いらず」という言葉があります。これには科学的な裏付けがあります。1日1個のリンゴでガンの発症を40%減らすがわかっているのです。

「The Big Apple」といえばニューヨークのこと。そしてアップルパイがアメリカを象徴するように、リンゴはアメリカの代表的な果物です。1800年代、開拓者たちによってリンゴが盛んに植えられていた頃、まだ「リンゴ1個は医者いらず」のことわざが教えるリンゴの価値を知る人は一人もいませんでした。しかし最近の科学は、このことわざが真実であることを次々と証明しています。

ガン・心臓病・脳卒中・糖尿病など、病気は、体内のフリーラジカル（活性酸素）が細胞を酸化させ、ダメージを与えることによって引き起こされます。コーネル大学の研究によれば、リンゴに含まれる主な抗酸化成分は、ケルセチン、フロレチン、クロロゲン酸、エピカテキンなど、主に皮に含まれるポリフェノール類だといいます。ケルセチンは果物の中ではリンゴに最も多く含まれるファイトケミカルです。

このファイトケミカルが、体内のフリーラジカルの退治、あるいはその活動の阻止、発ガン性物質の活動抑制、腫瘍細胞に関与する酵素の活動抑制など、強烈に抗ガン作用を発揮することが証明されたのです。さらには、ウイルスと戦ったり、炎症抑制、喘息・花粉症などのアレルギー症状の緩和の働きなどもしてくれるのです。

リンゴに含まれるビタミンCの抗酸化力はほんのわずかで、リンゴの抗酸化活動のほとんどがファイトケミカルによるものだったのです。

リンゴの皮は大腸ガン細胞の成長を43％阻止し、肝臓ガン細胞に至っては、それ以上の効果を発揮します。リンゴの抗ガン作用は、1種類の抗酸化物質の働きによるものではなく、リンゴの皮と身の両方に含まれるフラボノイド類とポリフェノール類などのファイトケミカルのコンビネーションによる相乗効果であることも明らかにされました。

リンゴには150以上ものファイトケミカルが含まれており、種類によって、抗アレルゲン性のもの、抗発ガン性、抗炎症性、抗ウイルス性、抗増殖性のものがあるのです。子供の頃から毎日リンゴを食べていた人は、ごくわずかしか食べなかった人に比べ、年をとってからガンになる可能性が40％低いことを最近のイギリスでの研究が明らかにしています。

フィンランドの、およそ1万人を対象に26年間に渡って行った研究では、リンゴを最もたくさん食べていた人は、最少の人に比べ、肺ガンになるリスクが58％低かったといいます。心臓病や脳卒中で死亡するリスクも低かったというデータも出ています。

リンゴの食物繊維が私たちの健康に与えてくれる恩恵も見逃せません。食物繊維の80％は皮ではなく身にあります。水溶性繊維（主にペクチン）は、糖が急激に血液中に吸収されるのを防いで血糖値を正常に保ち、コレステロール値を下げ、脳卒中のリスクを減らしてくれます。


その他にも、脳からの指示を受けなくなってしまった細胞の間に入ってガンを予防するなど、様々なメリットを体に与えてくれます。非水溶性繊維はリンゴを皮ごと食べた時にたくさん摂れる繊維で、水に溶けず体内にも吸収されないため、便のかさを増し、排便しやすくしてくれます。過敏性腸症候群、憩室、便秘予防に効果抜群です。

「リンゴ1個は医者いらず」というのは、科学的分析のうえからも本当だったのですね。今の日本人は、1日にリンゴ半分さえも食べていないそうです。皆さん、今日から早速「An Apple A Day（1日にリンゴ1個）」を実践しませんか？　皮はブラシでよく洗い、剥かずに食べましょう（リンゴの皮に付着している残留農薬は、肉や魚、乳製品の10分の1以下です。またダイオキシンは魚の200分の1以下です）。

「ファイトケミカル」の概念と生食の素晴らしさ

最近注目されている栄養素「ファイトケミカル」と果物の関係をご説明しましょう。まず、ファイトケミカルの意味は何かといえば、「ファイト」とはギリシャ語で植物という意味であり、英語でいう「戦う」という意味ではありません。「ケミカル」は、英語で「化学的な〜」などの意味がありますが、この場合、抗酸化な化学物質と考えられているといってよいでしょう。つまり、「植物由来の抗酸化栄養素」という意味がファイトケミカルなのです。スペルはPhyto Chemicalと書きます。

ファイトケミカルという栄養素は、1980年代になって提唱され、酵素と並んで栄養学内では7大栄養素と並ぶ地位を確保しました。2000年を超えた段階では、極めて重要な栄養素として認識されるようになりました。ちなみに7大栄養素とは、①タンパク質②炭水化物③脂肪④ビタミン⑤ミネラル⑥繊維⑦水であります。そして、8番目にファイトケミカル、9番目に酵素と補酵素が追加されました。順番はついてるものの、この9つの栄養素はどれが上でも下でもなく、同等な地位と考えられます。

ただし栄養学界では⑦水、⑧ファイトケミカル、⑨酵素・補酵素は、栄養素として認定はまだされてません。しかしこの植物に存在するファイトケミカルは、人間が活性酸素に冒されるのを防ぐ物質であり、抗酸化、抗老化の代表的栄養素であるために、栄養素にして良いのではないかと思います。若返りにつながり、しみ・しわ・ふけ・脱毛・目の疲れ・精力減退・難聴・その他慢性疾患・難病奇病・ガンなどといったあらゆる疾患や病状に対抗、予防などの治療にもつながるという物質であるため、欧米の医療栄養研究の間では、ファイトケミカルのサプリメントを作ったりすることが大流行となっているほどです。私はさらに水と酵素も栄養素として認定してもらいたいと思っています。

ファイトケミカルは色や匂いによって4つに分類されます。フラボノイド系、カロチノイド系、ファイトエストロゲン系、刺激臭成分子に分類されますが、その数にいたっては何万も存在するのです。

植物は、果物でも野菜でも地面に根を張って立っており、太陽の強い光にも風にも雨にもめげずに生きていけるのは、不思議なことです。つまり、太陽の光が強く当たればやけどをしてもおかしくはないはずなのに、やけどをしません。この理由がファイトケミカルによるものなのです。

果物や野菜には必ず色がついています。この色が太陽の光を吸収し、無害なものにして守ってくれる役をしているのです。そして、このファイトケミカルの存在する果物や野菜を人間が食すと、抗酸化物質となって、不飽和脂肪酸の二重結合（酸化する部分）に入り込み、自らが犠牲となって酸化を防いでくれるということがわかってきました。

酸化とは簡単にいうと腐るということであり、サビや老化につながります。これが病気の元であるわけですから、それを守るファイトケミカルの存在する果物や野菜が、どれほど大切で重要なものかがおわかりいただけると思います。

そこで、果物や野菜に存在するファイトケミカルの例をあげます。アントシアニン（ぶどう・ブルーベリー・クランベリー・むらさきいも・さつまいも・他に存在）は、眼のロドプシンという視神経の元の栄養素（抗酸化）となり、視神経を改善します。ルテインは網膜の栄養素になります。ルテインを食物で摂らない日々が続くと失明するほどです。ルテインの多いものはケール、ホウレン草、レタス、ブロッコリー、クレソン、ラディッシュ、小松菜、ピーマン、パプリカ、豆。ヘスペリジン（柑きつ類に多い）は、肥満の元の脂肪細胞の出現を抑え、血管を強化し、抗ウイルスの作用を持ちます。みかん類は、肥満防止、風邪の防止になるのです。アブラナ科野菜は生で食すと抗ガン効果、抗菌効果が証明されています。イソチオシアネート（スルフォラファン）の力です。１９９１年の対ガン協会の発表の第一番目に「アブラナ科野菜を摂ろう」が入っているほどです。

食物繊維の効用＝なぜ食物繊維が体に良いのか？

この本で何度も紹介した『マクガバン・レポート』ですが、このレポートで最大のトピックスになった栄養素こそ食物繊維でした。その効能を詳記します。

①便秘解消と憩室予防、下肢静脈瘤予防、痔核予防、内臓下垂予防。不溶性食物繊維を多く摂ると半端でなく大便量が増える。不溶性食物繊維は、腸の中で水を含み10倍に膨れ上がるため蠕動運動が起こり、強い排泄を促す。また、余分な食物残渣や毒素や重金属をたくさん吸着し、太いかつ大量の大便を形成するために大便量は半端でなく増え、毎日２回は出る。このことが、憩室や下肢静脈瘤や痔核、内臓下垂の予防になる。

②食物繊維（不溶性も水溶性も）は、腸の善玉菌の餌。小腸では乳酸菌を、大腸ではビフィズス菌を育てる。善玉菌は、ビタミンを合成したり、免疫を高めたり、抗菌効果を持ち腐敗を解消したりし、病気になりにくい体となる。

③食物繊維は短鎖脂肪酸（酢酸、酪酸、プロピオン酸）をつくる元になる。短鎖脂肪酸は、腸管で殺菌作用をし、悪玉菌を駆逐する。これにより、アンモニアが腸管で出なくなり匂いのない大便が大量に出るようになり、70％もある腸管免疫はさらに揺り動かされる。短鎖脂肪酸は大腸の粘膜をつくり、また大腸で吸収（97％）し、全身のあらゆる粘液を産生する。これのおかげで全身の免疫は保たれる。

④糖尿病の予防。水溶性食物繊維は、糖質を吸着しゆっくりと吸収する。そのことにより糖尿病にならない。

⑤胆石の予防と動脈硬化予防。水溶性食物繊維は、胆汁酸を吸着し排便するため大便には胆汁酸が多く出る。コレステロールは、1日に一定量の生産なため胆汁酸がたくさん出ると、血中コレステロールそのものが減る。なぜならコレステロールが胆汁酸をつくるから。同時に、悪玉コレステロールは減少し善玉コレステロールは増加する。コレステロールからできた胆汁酸は大便になり多く出るため胆汁の流れが良くなり胆石は起こらなくなる。また、悪玉コレステロールが減少するため、動脈硬化になりにくい体になる。このことは極めて大きい。血栓や心臓病、脳血管疾患の予防になるから。

⑥高血圧にならなくなる。これは水溶性食物繊維の作用。腸管で塩とくっつき排泄する

ため血中の塩分が減り高血圧にならなくなる。

⑦肝臓病、腎臓病の予防になる。水溶性食物繊維は、毒素を吸着し排泄するため、肝臓に毒的物質（アルコール含む）の流入が少なくなり肝臓病の予防をする。血液はサラサラ化するため腎臓病の予防になる。腎不全になりかけなら、食物繊維の大量投与ほど効果的な治療はない。

⑧頭痛の予防になる。これは主に、不溶性食物繊維の作用。排泄が増すため血中毒素は減り脳に頭痛物質が行かなくなるため。

⑨浮腫やメニエール病の予防と治療。とにかく毒素を吸着し排泄するから、浮腫になりにくくなり、メニエール病にも有効。

こういったことから、食物繊維を多く摂る意義は極め高いことが分かります。食物繊維についてもっと詳しく知りたい方は拙著『腸スッキリ！　細切り寒天健康法』（かざひの文庫）をご覧ください。

食物繊維は不溶性（水に溶けにくい）と水溶性とがあり、プラントフードにしかありません。動物には全くありません。寒天は細切り寒天と粉寒天とありますが、いずれも食物繊維量は圧倒的です。海藻類は水溶性繊維が70％近くあり、割合も多く、生活習慣病にはもってこいです。寒天、ヒジキ、海苔、ワカメ、昆布といった海藻を増やし、さらに干し椎茸も増やしたいところ。野菜で多いのはやはりゴボウです。とにかく、かような食物繊維の多いものを摂ることは生活習慣病の予防には最適なのです。

最悪の白砂糖

高ＧＩ（グライセミック・インデックス／食後血糖値の上昇を示す指標）の中でも特に悪いのは白砂糖とその菓子です。白砂糖やグラニュー糖は単独で摂っても菓子で摂っても体への負担はすさまじい限り。これらはもはや動物性タンパク質に並ぶ毒物と言っても過言ではありません。その砂糖のたっぷり入った菓子（和、洋、スナック、氷、チョコ他）は病気産生三大原因のひとつとすらいえます。

砂糖の中で恐ろしいは、単糖類であるブドウ糖や果糖を単独で摂ることもさることながら、二糖類のブドウ糖と果糖が結合したショ糖を摂ることです。次の3つの機序で体に害を成します。

①胃や腸（小腸と大腸）で悪玉細菌の直接の餌になる害

・直接悪玉細菌の餌になるため、胃腸内でアンモニアが生じ、そのアンモニアによる害が現れる。また悪玉細菌を退治する目的で出現した白血病（好中球）が、活性酸素を武器として細菌を殺すため、過剰な活性酸素が全身に行き渡り体が酸化される。

・リポフスチンという皮膚の毒によりシミが発生する。

・腸の中で白癬菌（水虫の菌）の餌になる。毎日食べ続けていると水虫や白癬菌症がある人は悪化する。

・帯状疱疹は砂糖多食者が起こす病気。

②胃から直接吸収する害

単糖や二糖は非常に分子が小さく、半分は口内や胃から直接血中に吸収される。その結果、❶菌血症を起こす、❷糖化し細胞破壊を起こす、❸血中感染症になりやすくなる。

③高血糖と低血糖の繰り返し

高血糖は糖尿病につながるし、微小循環は大きく低下する。低血糖は注意欠陥多動性障害を起こし、精神の異常をきたす。キレやすくなったり、暴力をふるったり、犯罪を犯したりといった行為は、大抵は低血糖から起こる。

和菓子や洋菓子やブドウ糖やショ糖を食べると、人間の体は即吸収し、血中は高血糖になります。これが怖いのです。血糖が上がると細菌やウイルスの感染源になるし、ガンのある人にはガンの餌になるからです。つまり全身ガン体質、感染体質になるのです。

複合炭水化物を食べると確かに最後はブドウ糖になりますが、この場合は極めてゆっくり吸収されます。これが良いことなのです。血糖は上がらず、かつ良いエネルギー源になるのです。（199ページの図表27参照）

ＩＶＨ（中心静脈栄養）の恐ろしく良くないのは、医者が平気で50%ものブドウ糖を点滴することです。入院するとＩＶＨをやられかねない。そうすると人間は終わりです。死に向かって一直線となります。さらに化学薬剤を大量に入れると、ますます人はおかしくなり死にやすくなります。できれば入院はしたくないものです。

では実際に白砂糖で起こる病気とはどんなものでしょうか。

①消化器炎症、消化器疾患（胃腸炎、大腸炎）②低血糖の害（注意欠陥性多動性障害）③骨粗鬆症 ④便秘、下痢、憩室、ヘルニア、痔、胃下垂、内臓下垂 ⑤糖尿病 ⑥アルツハイマー病、うつ病 ⑦メニエール病（めまい）、浮腫 ⑧水虫、全身白癬菌症、爪白癬菌症 ⑨歯周病、虫歯 ⑩眼の病気、鼻の病気、耳の病気 ⑪感染症（肺炎、気管支炎、風邪、咽頭炎）⑫舌ガン、口腔ガン、上顎洞ガン、副鼻腔ガン ⑬クローン症、潰瘍性大腸炎 ⑭アトピー、喘息、花粉症 ⑮胆管ガン、胆のうガン、膵臓ガン、大腸ガン、胃ガン、肺ガン、乳ガン、子宮ガン、卵巣ガン、他ガン ⑯脳の病気 ⑰帯状疱疹

まさに病気のデパートです。

一方、複合炭水化物ほど体に大切なものはありません。これが入らないと生きてはいけないほど素晴しいものです。動物食だけを食べろという医者は誰でも「炭水化物」を悪くいいますがとんでもありません。むしろこれほど必要かつ重要なものはないとすらいえます。悪いのは単純炭水化物なのです。

さてでは、複合炭水化物とはなんでしょうか？　一般的には炭素が12以上のつながったものです。具体的にはＧＩ値の低いものであり食物繊維の多いものです。フルーツ、生野

菜、煮野菜、芋、茸、豆、ゴマ、海藻といったもので、腸でゆっくり吸収をする食物。腸でゆっくり吸収するのみならず、糞便を増やす作用もします。食物繊維は腸で水を含み10倍に膨れ上がり、腸蠕動を促し、大便量を増やします。毒物をいっぱい詰め込んだ大便の排泄によって腸からの栄養吸収は円滑となり悪いものの吸収は少なくてすむため、エネルギッシュになり健康に直結します。

食物繊維は次の4つのことを行います。

①大便量を著しく増やす。
②善玉菌の餌となる。
③短鎖脂肪酸をつくる。
④70％もの腸管免疫の活性化（自然免疫の活性化）

善玉菌が多いか少ないか、悪玉菌が多いか少ないかほど、人間の健康に直結する因子はありません。なぜなら慢性病の大半が悪玉菌繁殖→アンモニア出現→活性酸素増多で起こるからです。これが病気の成り立ちなのです。食物繊維は（また少糖類のオリゴ糖）はこの善玉菌の餌となり悪玉菌を減らす力となります。善玉菌が増えるため大便の臭いはほとんどなくなり臭くない大便となりますし、量もとても多くなります。この時70%もの腸管免疫は活性化します。また短鎖脂肪酸の原料となります。

この短鎖脂肪酸ほど健康に直結する因子はないかもしれません。短鎖脂肪酸のうち「酢酸」「酪酸」は何より腸の中で悪玉細菌を殺してくれるし、大腸粘膜の餌となるし、吸収して全身の粘液となって全身を潤し守ってくれるのです。こんな優れた短鎖脂肪酸の材料こそ複合炭水化物です。こうしてみると複合炭水化物ほど重要なものは少ないと思います。

今の小麦は昔の小麦と違う

今の小麦は、昔の小麦と違います。昔の小麦(いわゆる古代小麦)は、2m50㎝と背が高く、質は大変良いものでした。しかし、風が吹いたり雨が降ったり、特に台風が来たりすると倒れやすく、半分以上は使いものにならなくなることが多かったようです。1960年代にノーマン・ボーローグという男が、この古代小麦を品種改良し、50㎝の背の低い小麦を作ることに成功しました。この小麦を『矮小小麦』といいます。矮小小麦は背が低いため天候などによって倒れにくくなり、大量に生産できるようになりました。生産のしやすさから、ほとんどの農家が矮小小麦を採用しました。ボーローグは人類に貢献したとして後年ノーベル平和賞を受賞しました。この矮小小麦は世界を席巻し、世界の99％がこの矮小小麦を粉にした小麦粉を用いて、パンをはじめとした小麦製品を作るようになりました。

しかし、この矮小小麦には大きな問題がありました。矮小小麦には、食物繊維がほとんどなく（0．1％）、ビタミン、ミネラルもなく、グルテンタンパク質と糖質ばかりの成分内容だったのです。グルテンの悪しき害、並びに食物繊維やビタミン、ミネラル、ファイトケミカルといった抗酸化物質がないため、様々な病気を引き起こしていると考えられました。例えば、セリアック病という胃腸病はグルテンから生じることが分かっています。その他生活習慣病（糖尿病や高血圧）、ガン、アレルギー疾患、心臓病など色々な病気につながる可能性があることも指摘されました。

プロテニスプレイヤーのノバク・ジョコビッチは、主治医の指示でグルテンフリーのパンを2010年頃から食べ始めました。おかずも生野菜を多くしました。ジョコビッチが強く、数々の試合で優秀な成績を収めていることは誰もが知るところです。

つまり、今の小麦粉は矮小小麦を使用していることが多く、『単純炭水化物』に相当し、お勧めはできません。強力粉も中力粉も薄力粉でも、小麦粉は小麦粉です。そのため、病人は小麦粉食品全てを避けたほうが良いと思います。また健康な人であっても、少なくしたほうが良いと思います。

以下に、避けるか少しにしたほうが良い食品を列挙します。

・パン・パスタ・ラーメン・うどん・冷麺・そうめん・焼きそば。二八蕎麦くらいならＯＫです

・クッキー・ビスケット・クラッカー・カステラ・洋菓子

ついでに……気を付けて少なくして食べるもの（なくてもＯＫ）

・米菓子（せんべい）・和菓子・スナック菓子・氷菓子・乳製品（チーズ・牛乳）

・肉類・加工肉・鶏卵の白身

糖化という毒

最近急速に注目を集めているのが糖化です。この糖化現象も酸化と並んで病気を起こすとして一躍クローズアップされました。そこで少し糖化を解説してみましょう。糖化とは「変性タンパク質」のことであり、タンパク質と糖質が結びつくことにより、タンパク質

が劣化することです。ブドウ糖がタンパク質に結合する時に、時間とともに数回に渡ってブドウ糖の構造が変わり、初期には可逆性だったものが、後期には結合が強くなり、離れなくなります。そのため不可逆性の最終糖化産物になるのです。

糖化は「ＡＧＥ」または「ＡＧＥｓ」といいます。ＡＧＥとはAdvanced Glycation End Productという英文の頭文字をとったもので、「終末糖化物」と訳されます。ＡＧＥｓはその複数形です。Glycation（グリケーション）とは、酵素反応によらない糖化であり、酵素による糖化のGlycosylation（グリコジーレーション）と区別されています。

ＡＧＥ＝糖化物質は、体の中で必ず酸化状態をつくります。そのため、糖化物質そのものや体の中で糖化するような食物を食べると必ず酸化し、すなわち活性酸素の毒に見舞われることになります。

ＣＲＰという炎症反応も腫瘍マーカーも、ＡＧＥの蓄積から説明できます。糖化は必ず酸化をもたらし、活性酸素を強烈に増多させるからです。糖化は「現代の食と病」の問題では、必ず学んでおかなくてはならないテーマです。

世界で初めて「糖化」を発見したのは、フランスの化学者、ルイ・カミーユ・メラールです。1912年のことです。メラールを英語読みするとメイラード。そこから糖化の反応のことを「メイラード反応」と呼ぶようになりました。しかし、この糖化が一躍有名になったのは、1999年スウェーデンでの「アクリルアミドに関する共同研究」の発表です（スウェーデンの研究は1997年頃から始まった）。ストックホルム大学は、ジャガイモを揚げて作るポテトチップスやフライドポテトには、ジャガイモを蒸したものとは比較にならないほどのアクリルアミド物質が存在することを確かめました。そして、そのアクリルアミドは強い発ガン性があると結論づけたのです。

この発表は全世界を驚かせました。その後、イギリス、カナダ、ノルウェー、スイス、アメリカなどの各国は独自に調査しましたが、スウェーデンでの発表が正しいことを再認識する結果となりました。日本でも2005年に厚生労働省が「アクリルアミド濃度を下げる努力が必要」と発表しました。そしてアクリルアミドの毒性の調査をするよう指示したのです。糖化物質は20種類以上見つかっていますが、最悪なのがアクリルアミドであり、その他「カルボキシメチルリジン」「ペントシジン」「クロスリン」などがあります。

2007年のオランダでの調査で、「アクリルアミドの摂取量が多いと発ガンリスクが高くなる」ことが初めて示されました。55～69歳の女性6万2000人から無作為に抽出した2500人を約11年間追跡調査したところ、子宮内膜ガン、卵巣ガン、乳ガンになる率がアクリルアミドを多く摂っている女性ほど多かったのです。

そこで以前は「ヒトに対する発ガン性が疑われる」とされていましたが、最近は「ヒトに対しておそらく発ガン性がある」（2016年、WHOの外部組織IARC＝国際ガン研究機関による）とされています。

アメリカではこの糖化を点数化する方法を見つけ、2004年以降点数化して「KU」という単位で表すことになりました。おおむね1000KU以上が糖化しているとされ、50KU以下はあまり糖化していないとされているようです。

タンパク質と糖質が結びついた物質を「糖化物質」といいますが、いわゆる加工食品に多く見られるものです。現代は加工食品オンパレードの時代ですが、問題は糖化した食品が人体に多くの害をもたらすことです。

糖化指数が高い食品といえば加工肉です。その糖化度はすさまじいものがあります。肉は生肉（牛）だと700KUとそれほど糖化していません。しかし、ハムなどの加工肉になると1万KU以上になり、大変な糖化物質となります。2015年10月26日、国際ガン研究機関が「これら加工肉を毎日50g食べ続けると大腸ガン発症率が18％も上がる」と発表しましたが、加工肉の糖化度がおそらく高いことへの警鐘です。

最も糖化しないものは、生野菜とフルーツです。生野菜とフルーツの糖化指数は、50KU以下と大変低い。フルーツは果糖があるから糖化しやすいと思われがちですが、意外なことにほとんど糖化しないのです。こうしてみると、生のフルーツや野菜のKUの低さは驚くべきことです。

また、調理法によっても糖化は変わってきます。焼く、炒める、揚げる、天ぷらフライは極めて糖化する。また、圧力鍋も糖化する。逆に蒸す、茹でる、煮る、炊く、磁性鍋チン、野菜の生食では糖化しにくい。パンやパスタ、うどん、ラーメン、小麦のお菓子の糖化はすごい。加工肉（ハム、ウィンナー、ソーセージ、ベーコン、サラミ）は最悪。すごい糖化指数。甘い菓子も血中に入って糖化する。チーズ、牛乳、ヨーグルトもやはり糖化指数が高い。

これらも積もり積もって悪くなるので、食べるとしたらたまににし、量も少なくして食べれば、まあそんなに悪くはないでしょう。

白米の上手な食べ方

ブドウ糖はガンの餌です。炭水化物はどんなものでも、最終的にはブドウ糖になります。しかし、ゆっくりと吸収してブドウ糖になった場合はガンの餌にはなりません。問題はインスリンスパイクをおこして、血糖が上がるか否かなのです（図表27）。急速に上がらなければ良いのです。急速に上がるからガンの餌になったり、いろいろと問題が出てくるのです。上がらなければガンの餌にならないし、悪いことも起きません。

ゆっくりと吸収してエネルギー源になる炭水化物を「複合炭水化物」、反対に、急激に吸収し血糖を上げる炭水化物を「単純炭水化物」といいます。単純炭水化物は急速に上がるからいけないのです。単独の白米ご飯ならば、単純炭水化物に近いかもしれません。しかし、いろいろな海藻類や茸類や野菜をたくさん混ぜれば、複合炭水化物になります。

（図表27）血糖値の変動

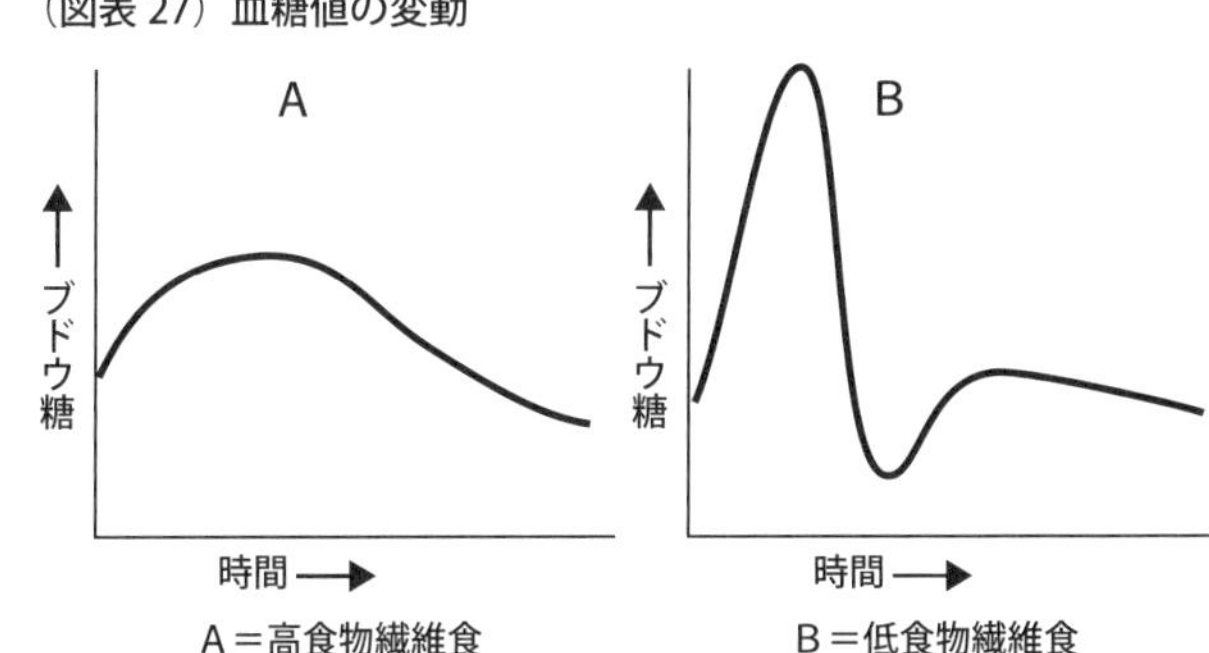

A＝高食物繊維食　B＝低食物繊維食

具体的に説明します。白米に次のものを入れて炊くと、理想的な主食となります。

【白米＋ 細切り寒天、粉寒天、キクラゲ、ゴボウのささがき、昆布、ワカメ、干し椎茸、梅干し】

混ぜたらすぐに炊いてください。このような【白米＋α】のご飯は複合炭水化物になり体に極めて良い主食となります。この【白米＋α】はとても食物繊維が豊富なため、大便出しにももってこいで、素晴らしい食物といえます。

食物繊維がどれくらい含まれているか、以下に列挙します。

細切り寒天（糸寒天）81％、粉寒天81％、黒キクラゲ71％、干し椎茸42％、青のり39％、ワカメ38％、真昆布30％、切り干し大根15％、蕎麦12％（蕎麦の食物繊維は4．1％だが、レジスタントプロテインという繊維代わりのおかげで12％もある）、ゴマ11％、玄米2．8％、ヒエ・粟・キビ1～2％の間。

あらためて、単純炭水化物と複合炭水化物を紹介します。

単純炭水化物：ブドウ糖、果糖（果糖だけの食料）、ショ糖、かようなものの飲料水。

グラニュー糖、氷砂糖、和菓子、洋菓子、スナック菓子、氷菓子、飴、チョコレート、う

どん、ラーメン、パン、パスタ、小麦粉の菓子

複合炭水化物：野菜（生、煮、蒸し、茹で）豆、芋、茸、海藻、雑穀米、ゴマ、蕎麦

では、どんな野菜を摂ればいいのでしょうか。昔はやたらと緑黄色野菜が淡色野菜より上のような書き方をした本が出回りました。図表28を見ると緑黄色野菜がいかにガンを予防しているかが分かります。しかし、最近は「淡色野菜も緑黄色野菜に優るとも劣らない」ことが判明してきました。帝京大学薬学教授の山崎正利氏もデータを出してそのことをおっしゃっています。

また、海藻でも同様な結果を山崎氏は提示しています。緑黄色野菜に並んで素晴らしいのは淡色野菜と海藻、そして果物です。その他には、芋、茸、豆類です。

要はフルーツも野菜もガン予防病気予防にも最適なものでありました。

（図表28）緑黄色野菜・果物のガン予防効果を示す疫学調査

発ガン部位	予防を認めた割合
肺	24/25(96%)
口腔	9/9(100%)
咽頭	4/4(100%)
食道	15/16(94%)
胃	17/19(89%)
膵臓	9/11(82%)
子宮頸部	7/8(88%)
脳	3/5(60%)
直腸	20/35(57%)
乳腺	8/14(57%)
卵巣・子宮内膜	3/4(75%)
前立腺	4/14(29%)
その他	6/8(75%)

※1992年カリフォルニア大学ブロック教授らによる

朝食は食べないほうが体に良い

人が朝6時から7時に起床したとします。起床時はどのような状態かといいますと、交感神経が過緊張の状態です。アドレナリンやノルアドレナリンやコルチゾールや成長ホルモンといった交感神経を刺激するホルモンがいっぱいの状態なのです。

なぜ朝に交感神経ホルモンがいっぱい出ているのか？　その理由は、交感神経のホルモンがカクテル状になり肝臓を刺激し肝臓からグルコースを放出させ、低血糖値にならないようにするためです。これを暁現象といいます。それゆえ朝の時間帯は、消化吸収には不適当な時間帯なのです。

そんな朝に、たらふく食べたら必ず胃腸はやられます。だから朝は何も食べず、水分のみ（ノンカロリーなら何でも良い）、昼にしっかり食べれば良いのです。

さらに2つ、朝食べずにいると良い理由があります。

①オートファジーの出現

人間は16時間以上ものを食べないでいると、オートファジーという修復機構が出現します（2016年大隅良典氏ノーベル医学生理学賞受賞）。前日20時までに夕食を終えたあと、水分だけで12時まで何も食べないと、16時間食べないことになります。その時人間の体はあらゆる修復機構が働いて、体調を良くするのです。

②サーチュイン遺伝子の出現

16時間食べないと、サーチュイン遺伝子という若返りホルモンも体に出てきます。つまり、夜食抜き朝抜きで若返ってくるのです。

私はずいぶん前から、朝は食べないほうが良いと色々な人に言ってきました。ただ、フルーツや梅干し、野菜ジュース（低速）、野菜おろしくらいなら食べても良いと思っていて、本にも書いてきました。実際、それらを食べても決して悪くはありませんでした。この食事内容なら、朝しっかり食べることの何十倍も良いとは思います。しかしちょっと思うことがあって、朝は水のみにしてみました。すると、さらに体調が良くなってきたので驚きました。

何が変わったのかといいますと、朝にフルーツや生野菜ジュースを食べていた時と比べて、昼食後に疲れなくなったこと。私は朝にフルーツや生野菜ジュースを食べると、昼食後眠くてたまらなくなり昼寝をしてしまうのです。ところが水だけにすると、あまり疲れなくなったし、昼寝をしないことが多くなりました。これには驚きました。

20時までに夕食を食べ終え、朝を完全に抜き（ただし、水かお茶は飲む）、そして昼12時まで食べないと、16時間は食べないことになります（19時に夕食を終えたなら17時間は食べていない）。この16〜17時間水のみ断食をすると、人間は極めて健康になると言っても過言ではなかったのです（オートファジーは夜間の睡眠をまきこまないと出ません）。

そもそもなぜ朝食はしっかり食べたほうが良いになったのか？　発端は発明王トーマス・エジソンの発案だそうです。エジソンは史上初のトースターを発明しました。このトースターを売りたいがために朝食を食べろと言い、それ以来、朝食が流行り始めたのでした。

水のみ断食の際に大切になってくるのが水です。良い水の条件というのがあるのです。我々は、水なしでは生きられません。人間の体は、70％は水分です。人間は酸素がないと5分以内に窒息死しますし、水がないと6日以内に死にます。食物がなくても水があれば90日は生きられます。水は人間にとっては、命をつなぐために絶対に必要なものなのです。その水は、我々はどこから得ているでしょうか？　もちろん、水道から出る水を使って料理したり、飲んだりしているでしょう。しかし、その水道から出る水は、全面的に推薦はできません。なぜなら、塩素消毒した結果、トリハロメタンという発ガン性のある物質が出てくるからです。

１９７４年頃にアメリカのミシシッピ川が流れる都市のニューオーリンズにガンが増えたという報告がありました。原因を調べると、水道水に入っているトリハロメタンのせいではないかといわれました。トリハロメタンの発ガン性を調べていきましたら、やはり発ガン性が高いという結論が出ました。塩素消毒することによりトリハロメタンが出てくるせいだということが分かりました。しかし、塩素消毒は、しないわけにはいきません。なぜなら、赤痢菌や大腸菌といった細菌がたくさんなので、そのほうが困ります。塩素は細菌やウイルスを殺してくれるのです。

そこで各家庭は、水道水を直接飲まず、何らかの濾過浄水装置を蛇口ないし水道の根元に付けて濾過する必要があるということになりました。そこで売られたのが家庭用の『浄水器』ないし、『浄水活水器』といわれる水を濾過して良くする装置でした。日本では１９８０年になり、かような水道濾過装置が次から次へと出てきました。

ではどんな水が良い水なのでしょうか。次の条件を満たすなら何でも良いでしょう。

【良い水の条件】

①無色透明であり混濁がないこと

②大腸菌、その他菌やウイルスが検出されないこと

③全く匂いがないこと

④味がないこと

⑤塩素とトリハロメタンが検出されないこと

⑥pH（水素イオン指数）が中性か弱アルカリ性であり、強アルカリ性や強酸性でないこと

⑦微量ミネラルは存在すること

⑧溶存酸素が多いこと

⑨クラスターが小さいこと

こういった条件を満たすなら極めて素晴らしい水といえます。人の全くいない高山に流れる水はかような水なのです。浄水器となるとここまでの条件を満たすのはなかなか難しいかもしれません。せめて上記条件の①〜⑥項目は満たしてほしいと思います。9項目全てを満たすなら、その浄水活水器はかなりの優れ物でしょう。

かような優れ物は、ひとつだけあります。ＩＢＥの『パイウォーター』です。この浄水活水器を購入して水道に取りつけることは必要なことと思います。判断法は金魚を浮かべてみて長生きするか、即死するかで判断するといいでしょう。即死するような水は人間にも最悪といえます。

欧米で主流となるナチュロパシー

図表29を見ますと日本は野菜の摂取量がこの60年間で激減していることが分かりますし、驚きなのは１９９５年にアメリカに抜かれ、しかもその差は開く一方ということで、いやはや情けない限り。野菜摂取は少なくなったということは当然、食物の低下につながります。

野菜摂取が減るということは図表30のように食物繊維摂取量も減るということです。食物繊維の少なさがガンをはじめ、あらゆる病気につながるのです。

病気と健康に関する７つの真理というものがあります。

①健康な状態こそが人間の正常な姿である
②健康は健康的な生活から生まれる
③病気の時も健康な時も体は同じものを求めている
④病気とは体が行う体内の大掃除である
⑤病状を抑えてしまう行為は体の自然治癒機能を妨げるだけである
⑥体の各部は全て連動して機能している
⑦原因と結果を知れば病気は必ず克服できる

これは、松田麻美子先生が生涯掲げていたナチュラル・ハイジーンの教えです。私はどれもこれも箴言と思います。ナチュロパシーの考え方の理念は①〜⑦の考え方から始まっています。この本の序章で紹介したヒポクラテスの言葉とダブります。

（図表 29）日米一人当たりの野菜摂取量

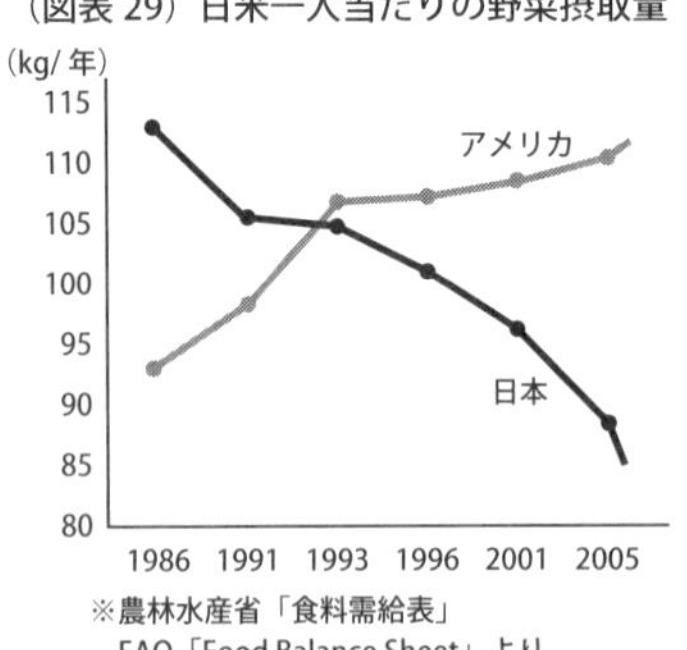

※農林水産省「食料需給表」
FAO「Food Balance Sheet」より

（図表 30）日本人の食物繊維摂取量

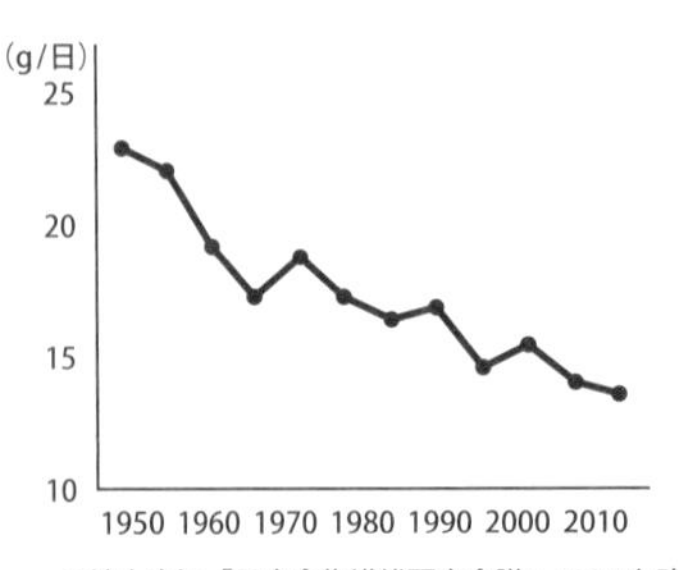

※池上幸江「日本食物繊維研究会議」1997 を改訂

では、病気の原因となる悪い食物とはどういったものでしょうか。結局、次のことが分かってきました。もちろん、長年の実験や経験、公衆衛生学的統計から判明したのです。

【体に悪く不都合な食物】

①動物性タンパク質　②単純炭水化物（主に砂糖や砂糖菓子や小麦粉食品）③糖化した食物　④酸化した食物　その他　⑤西洋薬　⑥タバコ　⑦アルコール過飲　⑧生の種

※もちろん量が少ないなら問題はないと思います。

かような悪い食物やタバコをやめ（たまに少しなら動物性タンパク質は可）、ライフスタイルを改善し、ヴィーガンの食生活を行うのが、この治療法の第一のやり方なのです。

病気の重い人は、断食を長期にやることから始めます。長期断食が終了したらヴィーガンの食生活にします。このやり方を使うと、難病であろうが何であろうが、驚くほど病気は治りやすくなります。ただし、割合さえ少なければ、私は肉（豚か鶏）も魚も鶏卵も食べてかまわないと思います。難病者はせめて半年間は①〜⑧は中止したほうが治りやすくなります。⑤の西洋薬でも副作用の全くないものなら少しはＯＫと思っています。

ナチュロパシーの理念は次の３つです。

①プラントフード（植物性食物）
②ローフード（生食の多い食生活、最近は50％生食で50％加熱食）
③ホールフード（全体を食べる）

この3つを食生活の中心にして生活し、時々断食するやり方がこのナチュロパシーの治療法なのです。今、欧米ではこのやり方が主流になりつつあります。その理由は、病気は対症療法では後々かえって大変なことになるからです。「薬漬けは避けよう」が合言葉になってきたのです。ナチュロパシーのやり方なら根源から治療するので根本的に治って健康になるからです。

私は40年前からかようなナチュロパシーの酵素栄養療法の治療法を用いて患者さんに指導してきました（ただし私は、このやり方にホルミシス温熱治療と最高品質のサプリメントを併用しています）。その成果はただごとではありませんでした。素晴らしい完治の症例に満ち満ちているのです。高血圧をはじめ、絶対に治らないガン末期やひどいアトピー、膠原病、糖尿病、多発性硬化症、喘息、間質性肺炎、腎不全の初期まで完治しているので

（図表31）日米の全ガン死亡率

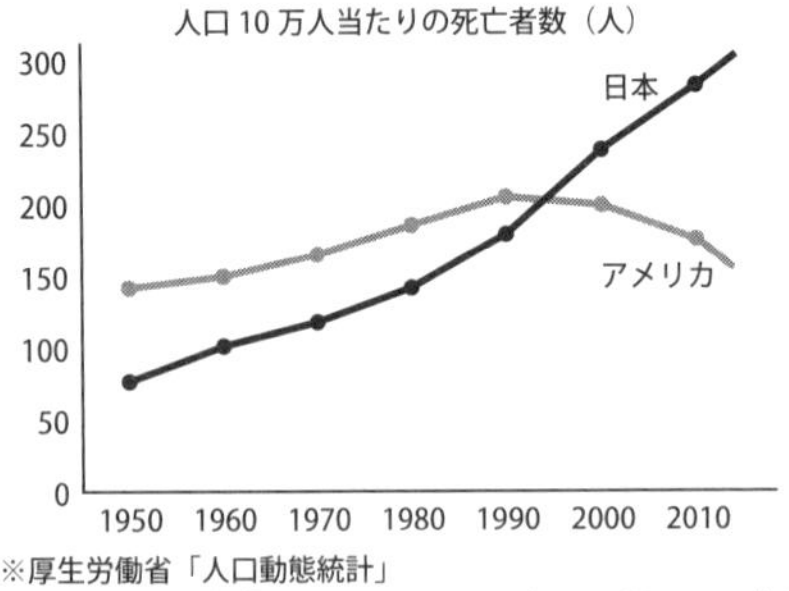
人口10万人当たりの死亡者数（人）
300
250
200
150
100
50
0
1950
1960
1970
1980
1990
2000
2010
日本
アメリカ

※厚生労働省「人口動態統計」
アメリカ総務省「Statistical Abstract of United States」より

す（もちろん全てではありませんが）。

ものごとを成し遂げようとする時は、誰でも少なからず努力はするでしょう。勉強だってスポーツだって何だってそうです。しかし、全く努力しないで成就させようとする分野が世の中にたったひとつだけ存在します。それが現代医療（アロパシー医療）です。

今の医療は「病名診断即薬」が原則です。検査をやって病名がついたら薬で治そうとするのが現代医療（アロパシー）です。つまり、薬さえ出せば治るとする考え方ですが、このやり方の中にはほんの少しの「努力」も存在しません。

コレステロールが高ければ抗コレステロール剤、血圧が高ければ降圧剤、ガンがあったら抗ガン剤、炎症があったり膠原病や喘息だったらステロイドホルモン剤。こんなやり方なのですが、このパターンで治ることは絶対ありません。治らないばかりか後々悪い反応が生じ、取り返しのつかなくなることも多々あります。かようなことは今まで書いてきた通りですが、結局このような副作用や副反応や短命化の最大の原因は「治すための本当の努力を怠って、安易に毒である薬を飲むから」です。病人は全身毒の塊です。そんな病人にさらなる毒の薬を入れるなんておかしいと思わないのでしょうか。

ここで「現代の栄養学の常識の嘘」を少しだけ書いてみたいと思います。

①牛乳や小魚を多く食べると骨が丈夫になる↓かえって悪化する

②大豆食品はイソフラボンが多く入っているが、エストロゲンと同じ構造式なので食べ続けると乳ガンや子宮ガンになりやすくなる↓全くの嘘

③朝食は一日の始まりなので朝しっかり食べることが健康への道↓間違い

④ブロッコリーやホウレン草や茸類や大豆食品を食べると尿酸が上がるから食べてはいけない↓全くの嘘

⑤炭水化物が体に毒。人間は動物性タンパク質をしっかり食べると健康になる↓全くの嘘

⑥フルーツは果糖が多いから食べ過ぎると糖尿病になる。そのためフルーツは食べないほうが健康になる↓全くの嘘

⑦野菜は茹でたり煮たりして食べたほうが良い。量も摂れるし繊維も摂れる↓嘘

※確かに食物繊維は多く摂れますが、加熱することによって酵素はゼロになるし、ファイトケミカルやビタミンCやミネラルも激減します。つまり抗酸化の栄養成分が激減する。煮野菜、茹で野菜も悪くはありませんが、まず抗酸化力の強い生野菜をしっかり摂らない

と病気は必ず出現します。

⑧歳を取れば取るほど肉を多くしろ。筋肉の損傷劣化が防げるから→全くの嘘

⑨断食などしてはいけない。胃に穴が開くし脳の栄養素が失われ頭がおかしくなるし栄養失調になって免疫が失われるしエビデンスもない→全くの嘘

※胃に穴が開いた例は一度もありません。２０００年以上前から断食は報告されていますが、胃に穴の開いた例は皆無です。アメリカでは少なくとも12万件以上の断食礼賛の投稿がネットにのっています。多くの人が断食を長くやって救われた旨を記載しているのです。断食で脳が栄養失調になることはありません。脳の栄養素はブドウ糖とケトン体です。断食を始めるとすぐ、体の脂肪細胞からケトン体が出て脳に行き、脳の栄養素となります。このケトン体はミトコンドリア系の回路を回す動力源となるので解糖系の19倍もエネルギッシュかつクリーンなエネルギー源となります。すなわち断食すると元気になり免疫がつくのはこのためです。ヨーロッパでは水のみ断食は大変拡まってきています。

⑩動物性タンパク質の摂取をやめるとタンパク質が欠乏する→大嘘

※全米酪農協議会顧問のコニー・ディークマン女史は、「動物性食品の摂取をやめるとタンパク質が欠乏する。動物性タンパク質は細胞を増殖し、繊維の修復を図るアミノ酸と

なる必須栄養素」と言っていますが、植物性タンパク質が極めて良質なタンパク質だということをすっかり忘れて語った本当にとんでもない屁理屈です。

『チャイナ・スタディ』のキャンベル博士はこれに対して次のように反論しています。「自然食品でもカロリー十分ならタンパク質不足にならない。タンパク質の少ない芋や米や野菜でも補えてしまうのです」。

キャンベル博士はこうも言っています。「動物性タンパク質は史上最強の発ガン物質である」「患者の動物性タンパク質を禁止すれば、ガンは治癒していく」「植物性タンパク質は高レベルに摂ってもガンは増殖しないが、動物性タンパク質は割合を増やすに従ってガンは助長する」。

動物性タンパク質はアミノ酸の吸収がどうのこうのという前に、とてつもない発ガン因子だったのです。一方、植物性食品から摂るタンパク質は割合を増やしてもガンとは無縁だったのです。

ゴリラを見てみるとよくわかります。ゴリラは人間の3～4倍の力持ちです。腕力はすごい。しかしゴリラは動物性タンパク質はほとんど摂っていません。ゴリラのスタミナ源はフルーツです。ゴリラは60％もフルーツを食べ、39％は木の実と野菜、芋を食べて生活。

白アリをほんのちょっと舐めるといわれています。フルーツと野菜と芋と木の実で十分なタンパク質を摂っているのです。

畜産酪農業界は、まさに売りたいがために学者を巻き込み嘘の理屈を言い続けるのです。皆さん、どうか動物性タンパク質は怖いと再確認してください。

※俳優のアーノルド・シュワルツェネッガー氏は動物性タンパク質をやめ、ヴィーガン食にしてずいぶん経つそうです。そしてこれをやり始めてから大変健康になったし、病気も怪我もしなくなったそうです。しかも筋肉はトレーニングのおかげで元のままのすごさ！　彼は「菜食主義者のパンチもなかなかいかすぜ」と言ってるそう。彼はヴィーガン食者になって健康になったのです。しかも筋肉はちっとも落ちなかったそうです。

⑪糖尿病になったら治ることはないからⅡ型なら一生薬が必要だ。↓全くの嘘

※Ⅰ型の場合はインスリン注射は必要です。しかしⅡ型なら、しっかり断食とヴィーガン食を繰り返したら完治までします。私はかような症例を多々持っています。インスリン患者は新しい病気を次から次へとつくりかねないのです。

⑫喘息は薬が絶対必要だ。それもステロイドホルモン剤は欠かせない↓嘘

※ステロイドを長期間使おうものなら、いつか必ず急死します。それも若くしての死で

す。「断食→ヴィーガン＋良いサプリ＋ホルミシス」で治っていくのにと思うと残念極まりないです。

⑬狭心症は薬で治療は絶対で、時にはバイパス手術することも必要だ→嘘

※アメリカの心臓外科医のコールドウェル・B・エセルスティン博士は、プラントフード（生食半分）の生活で狭心症を何人も何人も治しています。またそのほうがきれいに根本から治ると言っています。そしてこのほうが長寿と言っています。

⑭腎不全は必ずいつか透析をしなければならない→食養生で治る場合もある

※クレアチニンが2.5くらいなら、断食→ヴィーガン＋ホルミシス温熱＋良いサプリで正常近くまでは戻るはずです。私は何人もこの方法で良くしています。

⑮潰瘍性大腸炎は必ず薬投与が必要で、場合によっては大腸全摘も必要だ→嘘

※プラントフードの食事療法で徐々に徐々に良くなります。ただし断食はかなり修復した段階でやらないと大腸穿孔の危険はあるのでいきなり断食はしてはいけません。

⑯高血圧は一生薬→とんでもない嘘

⑰コレステロール高い高コレステロール血症には薬が必要→嘘

⑱ガンには三大治療（手術・薬物療法・放射線治療）しかない→そんなことはない

ストレスを解除するために

ここまで「食事の良し悪しで病気と健康が決まる」ということと、「西洋薬は恐ろしい」ということを詳しく書いてきました。ただ、ストレスも病気の原因のひとつであることは間違いありません。今回はストレスに関しては深く追求しませんが、簡単なストレスへの解決策を箇条書きにしたいと思います。

・どんなストレスがかかっても、良い食事（野菜・フルーツ他）をしっかり摂っていれば、まずひどい病気にはならないことは経験上いえる。

・ストレスが強くかかったら他人に愚痴を言いたくなるのが普通だ。しかし神の眼から見ていくと、本当は決して良いことではない。あまり愚痴愚痴言うべきでない。

・ストレスは必ず相手がいる。その相手とどこかで波長共鳴したから、やられたと思わなくてはならない。そのため距離を置き自分の波長を高める努力をしなくてはならない。悪口を言って良いことは少しもないのだ。

・そのためには心の良い波長の高い師を見つけ、そこで心の勉強（修行）をすべきと思う（私が勧めたい心の会は、日産鮎川義塾と天風会）。

日産鮎川義塾は、徳山暉純先生と鮎川雅子先生が講師をされてます。お二人とも非常に深い精神の話が中心で、講座を受講する価値があると思います。徳山先生の「氣の学問」は宇宙や自然界のエネルギーを理解し、心身の調和と健康を促進することを目的とし、「王道学」は道徳と倫理を基盤に人間性の向上と社会全体の調和を目指します。両者は個人の内的成長と社会的な繁栄を両立させる学問であり、大変勉強になります。

天風会は明治9年生で91歳まで生き、戦後の日本人の心魂を支え続けてきた中村天風先生の考えを教える会です。ただ私は池田光著の天風先生の本やその他いくつかの本で学んだだけで、この会には一度も行ったことはありません。しかしこの会は魅力的です。何といっても中村天風先生の教えが真理そのものだからです。

最近では、アメリカのメジャーリーグで大活躍中の大谷翔平選手が中村天風先生に関する本を読み漁り、心の持つ重要さを勉強することから元々の才能をさらに向上維持させる力になったと報じられ、ますます天風先生は有名になりました。

その他、心の話を展開している素晴らしい人も多々いるでしょう。著書を読み、勉強されても良いと思います。いくつかご紹介します。

小林健著の本（『愛がすべてを癒す』『見えないチカラ』『あの世を味方につける超最強の生き方』『5度の臨死体験でわかったあの世の秘密』『量子医学』）、小林正観著『ありがとうの神様』、池田光著『中村天風怒らない恐れない悲しまない』、船瀬俊介著『菜食で平和を』、グレース・クック著、桑原啓善訳『ホワイト・イーグル霊言集』、桑原啓善編著『シルバー・バーチに聞く』『シルバー・バーチ霊言集』。

これらの本は、心を求める人はぜひとも読みたい本と思います。

人々が現代医療を拒否して幸せになる方法を以下に列挙します。

・病院やクリニックを単なる検査機関と思うこと。

・病院の使命は検査と救急医療（時には急性）と外科的・整形外科的医療にあり、慢性疾患に対する薬医療は積極的にすべきではないこと。もし薬を飲まざるを得ない場合は短期間でやめたほうが良い。

・薬（西洋薬剤）を処方されたら拒否したいが、まず無理なので、よほどの薬以外は中止するか短期だけにすること。

・患者さんは自分で自分を守るために食事改善法（食養生）をしっかり学び実践すると良いと思う。そうすれば病院は要らなくなる。

・そのためには私の書いた『3days 断食』（評言社）か『朝だけ断食で9割の不調が消える』（Gakken）か『70歳でボケる人、110歳まで元気な人』（かざひの文庫）か『最高の食養生』（評言社）などをお読みください。

・思い切って2か月に3日間の水のみ断食をやってみると良いでしょう。大昔のヒポクラテスも「1か月に1回は断食すると病気にならない」と言ってるくらいなのですから。

・なるたけ動物性タンパク質は減らすだけ減らしたほうが健康に良いと知ること。

・なるたけ砂糖菓子は食べず白砂糖やグラニュー糖は極力使いたくないこと。

・なるたけ小麦粉食品は摂らないか少なくするほうが健康になると知ること。

・生野菜とフルーツの力をしっかりと認識すること。

・朝食は水かお茶だけにし、1日2食（昼と夕）にすること。

・過食はしないこと。

・食べてすぐ眠らないこと。

・質の高いサプリメントは長命になると知ること。
・人間の肉体はもって105～110年。神様はそのようにつくったのです。必ず来るのは「死」です。いつか死ぬなら最後まで元気でいて、そして来る時がやってきたらあの世に移住すると思うと良いでしょう。
・絶対的にしたくないのは入院です。嫌が応でも薬漬けになり、ひどい死に方になる可能性はあります。
・ボケずに長命で自宅でころっと死ぬのがベストと思います。そのためには往診医に来てもらうのがベストでしょう。往診医の存在は本当にありがたいものです。
・心の修業を歳を取ったらすること。それは死んだあとに極めて役に立つでしょう。

ナチュラル・ハイジーン方式の食事指導の修正点

私は1985年発表されたエドワード・ハウエル著の『エンザイムニュートリッション』（酵素栄養学）で感化され、酵素医療を勉強し臨床に用いて治療をしてきた医師です。ナチュラル・ハイジーンのことはグスコー出版の佐藤八郎氏の紹介で松田麻美子先生と初めて会って知り、松田先生の御著書や彼女からのメールなどで勉強しました。

この教えの約8割は私と合致する教え方で、大変素晴らしいものと思います。ただし、全てが一致した訳ではありません。

ナチュラル・ハイジーン方式は何といってもアメリカ人に対しての食養生法です。元々肉をそんなに食べてなかった日本人の場合、少し修正したほうが良いのではないかと思うところがあります。今からその修正点をいくつか書いてみたいと思います。

『水は純水（逆浸透膜水や蒸留水のH_2Oのみの水）が良いということ』↓これは完全に間違い

私はこれは完全に間違いだと思います。水というものをよくよく調べると分かるのですが、天然の水でH_2Oだけの純水などというものは全くありません。必ず微量ミネラルが多く入っているし、溶存酸素も多い。もちろん無色透明で不純物はなく、毒になるもの（例えばトリハロメタンや大腸菌他）は全くなく、pHは中性ないし弱アルカリ性でさらにいうとクラスターが小さくエネルギーの高いものが良い水です。こういった良い水は標高2000mもの深山で出ている湧き水です。水の機械を作る人はかような深山の湧き水に近い水を作ろうとします。かような浄水活水器でできた水に金魚を浮かべると実に長生きします。

純水（H_2O）の水は空気の全くない宇宙では良いかもしれませんが、地上では即酸化します。つまりろくな水でなくなる。私はこのことをこんこんと松田先生に語ったら納得してくださいました。そして理想の水としてパイウォーター（IBE）をヒューストンの自宅に設置してくれました。このパイウォーターを飲んだら「美味しいわ。美味しいわ。生き返ったよう」を連発してくれました。今でも懐かしい想い出となってます。松田先生は「純水を勧めるのはやめるわ」とまで言ってくれたのに……。

なおアルカリイオンの水に金魚を浮かべたら即死しました。いかにアルカリイオン水や還元水が動物や人に合わないかと思います。

また、人間がアルカリ水を飲み続けると、胃酸は薄まり胃炎になりやすくなるし、腸も腐敗菌だらけになりやすくなるのではないでしょうか。先ほどの良い水の条件のような水がベストの水なのです。

『酢は摂ってはいけないということ』↓これは間違い

ナチュラル・ハイジーンはなぜか、酢は体には良くないと言っています。しかし、どれだけそう言われても私は納得できませんでした。その理由は酢はまさに「短鎖脂肪酸」そのものだからです。短鎖脂肪酸は、酢酸、酪酸、プロピオン酸といったものです。これが小腸で出現し、大腸で吸収し、全身の粘液ができたり、大腸の粘膜となったり、小腸で殺菌して病気を防いだりするのです。短鎖脂肪酸をつくる原料は全てのプラントフードです。そのためわざわざ、酢を入れなくても短鎖脂肪酸はできるのですから、酢を摂る必要はないかもしれませんが、摂って悪いことは何ひとつありません。むしろいかに人間に有益かは色々なところで報告済みです。クレオパトラが酢を愛飲していたことは有名です。松田先生にこのことを言ったら、「酢はしっかりと発酵した醸造酢なら摂って良いと思います」とおっしゃってくれました。また「良い酢なら醤油の代わりに使えるわ」とまで言ってくれたのです。しかし現実には酢や梅干しを摂ってはいなかったようです。私のように酢の好きな人間には残念なことです。

『食前にフルーツを食べその後2時間待って食事を摂れ。かつ食後にフルーツは摂らないということ』↓これはちょっと疑問

私は世界中で1300万部も売れた『フィット・フォー・ライフ』の著者ハーヴィー・ダイアモンド氏の教えはいささかいきすぎと思ってます。大昔から「食後のフルーツ」という言葉はまさに常識の定番でした。それをダイアモンド氏が覆した。しかし本当に食前のフルーツが正しいのでしょうか？　彼は『フィット・フォー・ライフ』でなぜ食前にフルーツを食べるのが良いかを書いています。しかしどう読んでも私の頭には入ってきませんでした。

「朝食はフルーツオンリー」これは分かります（ただ私は朝食は摂りません。水かジャスミン茶などのお茶のみで私は昼食と夕食しか食べない）。しかし昼も夕食もフルーツを食べたあと2時間置いてから何かを食べろと言われてもとてもできません。何でそんなめんどうな食べ方をするのか不思議です。

アメリカのマイケル・グレガー医師が、次の実験を報告しています。「砂糖水を飲んだら当然血糖は急上昇だ。そのあとにブルーベリーを食べたら果糖で血糖はますます上がると思ったら、むしろ下がってしまった」と。これを受け色んな人が同様な実験をベリー以外のフルーツでやったらやはり血糖はことごとく下がったといいます。

その理由はフルーツには、食物繊維が多い、果糖の量は意外と少ない、ファイトケミカルが大変多い、酵素が生きている、からです。

食後だと腸が腐敗しやくなるとも言っていますが、そんなこともありませんでした。食後にフルーツを食べると、①消化酵素が先に食べた食物を良く消化してくれる。②食物繊維が先の食物を包み込み便量を増やす。③ファイトケミカルがしっかりと吸収し抗酸化力を発揮する、など良いことづくめでした。ただし、食前にフルーツを食べても、もちろん悪くはないです。私はこのことを松田先生に会って言う予定でした。それも適わなくなりました……。

『油抜き、塩分はほぼゼロ、穀物は極めて少なくということ』↓これはいきすぎ

ナチュラル・ハイジーンを世界的に広めた人はハーヴィー・ダイアモンドという人です。『フィット・フォー・ライフ』という本を書き、それが1300万部も売れて一躍有名になりました。松田先生がこの本を訳して日本でも発売され、ナチュラル・ハイジーンの根幹となる考え方となりましたし、松田先生の日本での最初の本である『常識破りの超健康革命』や『50代からの超健康革命』といった本にもダイアモンド氏の考えは多々使われていました（いずれもグスコー出版刊）。

しかし、私はこれらの本をどれだけ読んでも受け入れられるところと受け入れられないところがありました。特に純水のことと「酢はダメ」は完全に間違いと思ったし、フルーツも食前より食後のほうが良いと思ったりしました。また、「油は外から摂るな」や「塩分はよくて2g／日、できたら0g／日」や「穀物は少なく食べろ」の3つはどうもついていけないなと思ったりしました。

さてこの『フィット・フォー・ライフ』を書きナチュラル・ハイジーンという団体のエース格にまでなったダイアモンド氏ですが、当然かような食生活を自分に厳格に行っていました。それも徹底的に。その結果、彼は痩せ細り、ガリガリになり、気力もエネルギーも出なくなってしまったようです。

彼は困り果てて、ヒューストン市で栄養学の指導で有名なディッキー・フューラー博士（1942年生の女性でPH・D／栄養科学博士）のクリニックにかかりました。フューラー博士は酵素栄養学の父と称されているハウエル博士の晩年時代に10年間一緒に酵素を研究した数少ないPH・Dでした。ヒューストンでは、西洋学で上手くいかない患者さんが来院し、酵素栄養学でフォローをして有名になった人で私とも交流がありました（アメリカでは何冊も本を出版）。

ダイアモンド氏はフューラー博士に「とにかく痩せてしまって元気が出なくて困ってます」と相談したのでした。

フューラー博士の答えをかいつまんで書くと次のようなものです。

・塩をもっと増やす（8g前後／日）
・魚を食卓に（あまりにタンパク質が不足）
・酵素サプリメントを必ず飲む

ここまではフューラー博士から直接聞いたことでしたが、私が思うにはきっと次のこともアドバイスしたのではないかと思います。

・もっと穀物を食する（雑穀パンや雑穀ご飯やサツマ芋や蕎麦など）
・もう少し脂肪分を外から摂ること（野菜炒めやゴマや魚の炒めものなど）

私はフューラー博士の栄養学によるサポートは極めて正しいと思います。ダイアモンド氏はフューラー博士のサポートに100％従い実行したといいます。その結果彼は数か月でふっくらして元気さを取り戻したのでした。しかし最近では度を越して肥満体になったと聞きました。

ナチュラル・ハイジーンを徹しすぎると日本人は少し栄養失調になるのではないでしょうか。いや、日本人以外の人もです。ナチュラル・ハイジーンの素晴らしいところは多々知った上で、少し修正しても良いのではないでしょうか。

・塩は体を酸化さえるのは分かりますが、エネルギー源としてある程度（10ｇ前後／日）必要。

・穀物は食物繊維の多い主食ならむしろ絶対に必要。

・油や良いものならドレッシングとして使ったり、炒めたりしたものをもう少し摂ったほうが良い。

この3点は私は主張したいと思います。

最後に食事の摂り方をお話しします。図表32～34は、どれが良いのでしょうか。論外なのは32でしょう。それは今までの内容でよく分かると思います。動物性が多すぎるのでダメなのです。問題は33と34のどちらを選ぶかです。

今全世界にブームを起こしているのは34の、まさに動物性タンパク質排除のヴィーガン食です。ただ私なら33をとります。なぜなら日本人だからです。欧米人と日本人は遺伝子がちょっと違うのです。あまりにも骨格が違う。この場合、植物性食品を90～95％摂り、8％前後魚（と少しの豚肉）を摂るのはかまわないし、むしろ健康になると考えています。ポイントはとにかくプラントフードを多くすることと、ローフード（生）を多くすることでしょう。

病人は当分の間は34のみでやってほしいし、時々のファスティング！良くなったら33という考えで良いと思います。

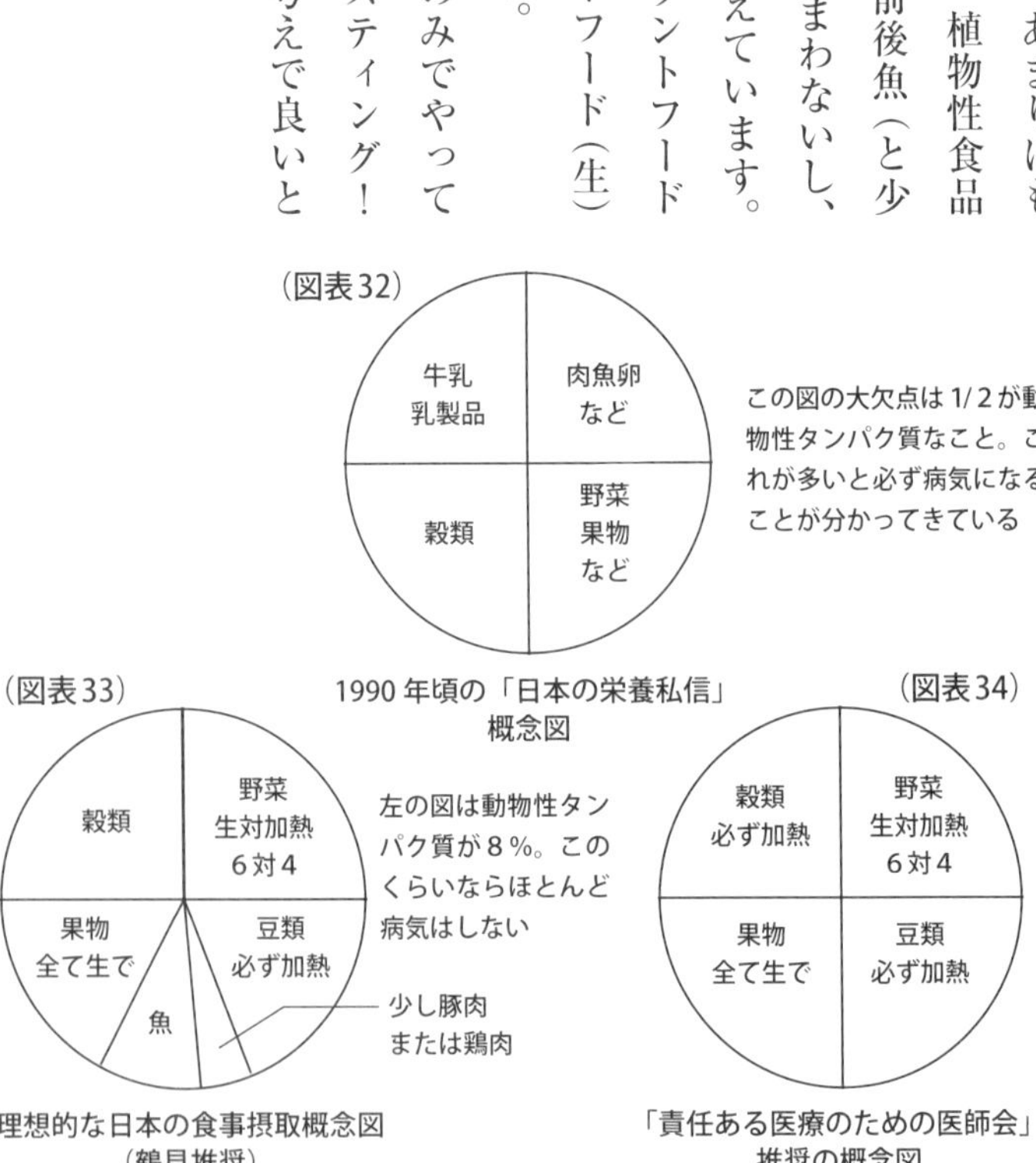

1990年頃の「日本の栄養私信」概念図

理想的な日本の食事摂取概念図（鶴見推奨）

「責任ある医療のための医師会」推奨の概念図

5章 健康常識のウソ

ガンを殺すNK細胞

「ガン細胞は一度生まれると、宿主の患者を殺すまで無限増殖する」と言ったのは「医学の父」と称されたルドルフ・ウイルヒョウ（1821〜1902）です。しかしこれは完全に否定されました。

1970年に「健康な人にもガン細胞は発生しているが、免疫機構がガン細胞を潰している」という仮説が出てきました（バーネット仮説）。1975年になり日本の元山形大学学長の仙道富士郎博士とアメリカのハーバマン博士によって、このことは証明されました。いわゆる自然免疫である「NK（ナチュラルキラー）細胞」を発見したからです。このNK細胞は仙道博士とハーバマン博士の同時発見でした。

「ガン細胞は毎日数千個、人の体内で生まれている。しかしNK細胞が日々刻々にこれを攻撃している。そのため、NK細胞を強く出すようにすれば、ガンにはならない（仙道・ハーバマン理論）」ということが分かってきたのでした。ウイルヒョウは「ガン細胞がひとつでもあったら患者を死なせるまで増殖する」と言いました。つまり、「ガンになったら死ぬしかない」となります。

しかし、免疫（自然免疫＝ＮＫ細胞）がしっかりあれば、そんなことは決してありません。ガンの初期はもちろん、中期でもたとえ末期であっても正常化することはあり得るのです。つまり、ウイルヒョウの言ったことは全くの間違いだったのです。要はＮＫ細胞次第なのです。

腸の中が善玉菌優位になって、臭くない便が大量に出るようになると、このＮＫ細胞が出現し生き生きと活動します。そして人は健康になるのです。

リンパ節とはリンパ管が枝分かれするところにある腺のことで、ここにはリンパ球が集まっていて、免疫反応が起こる器官です。全身に数百個存在しますが、特に小腸の回腸に多く存在し、特別なリンパ組織をつくっています。リンパ管が全身の70％も集まっているのです。さらにパイエル板という強い免疫装置まであります。

この70～80％もの免疫のある小腸（回腸）・大腸を活性化させるにはどうすればよいでしょうか。結論をいえば善玉菌を増やすことです。善玉菌が多いか少ないかでほとんど決まります。

・善玉菌が多い時→免疫力発揮→健康

・腐敗菌が多い時→免疫力不活性→不健康

ＮＫ細胞はほとんどこの小腸のパイエル板から出現し、ガン細胞を殺してくれます。善玉菌が多い時は、小腸の免疫力は最高になり、人間は健康になるのです。そのためにはまさに食事を良くすることに尽きます。

ナチュロパシーのヴィーガンの食生活をしますとＮＫ細胞はみるみる増え、活性化していきます。その結果、病気知らずになります。もちろんウイルス感染もしなくなります。ナチュロパシーの医療はこの腸管免疫を高める医療でした。オステオパシーもサイコパシーもホメオパシーも腸管免疫を高めます。アロパシーだけが免疫を落とします。私の治療はナチュロパシーによるものです。

西洋医療で威力を発揮するのは何といっても救急疾患と外科や整形外科疾患でしょう。慢性病では急性病です。特に循環器（内科・外科）の分野でしょう。狭心症の人が入院してきたら、薬剤で狭くなった冠状動脈を広くし、ステントを挿入したり、心筋梗塞ならバイパス手術で命をつなぐことができるし、不整脈にアプレーションも効いたりします。徐脈にはペースメーカー挿入で延命します。白内障には手術で見えるようになったり、Ｉ型糖尿病にインスリン注射は絶対など、対症療法がありがたい病気もけっこうあると思います。

しかし、次の狭心症患者はナチュロパシーのやり方で見事に改善しました。後々の延命を思うと、このほうがよほど良い気がしてなりません。その症例というのはアメリカのコールドウェル・B・エセルスティン博士（1934年生）の症例です。彼の著作『血管をよみがえらせる食事』（翻訳は松田麻美子先生）に詳しく書かれています。

この症例の素晴らしいのは、狭心症を薬を全く使わず、食事と断食だけで治していることです。食事は主にローフード（生野菜、生野菜おろしやフルーツ）を中心としてプラントフードオンリー食です。ローフードを中心とするとこんなにも改善するのです。これは紛れもない事実です。もし薬を使ったとしても、かようなプラントフードの食生活改善は、その人の予後を著しく良くすること間違いありません。それをやらずに薬、また薬でやっていくと、最初は良くてもいつか必ず悪くなるでしょう。でもプラントフードのみでこんなにも治る。それも体質まで良くなって。ならば使わない手はありません。

エセルスティン博士は心臓外科医でした。彼は長年心臓手術をやってきて、それでは健康にさせられないことを悟りました。心臓手術をやった人が大変弱っていくことが多く、しかも短命だからです。たとえ心臓病でも断食→ヴィーガンのほうがはるかに効果的なことを悟り、今では外科医もやめてナチュロパシーを実践するドクターになったといいます。

著書の中にありますが、たとえ肉漬けでマクロファージがプラークを食べて肥厚し、動脈硬化をひどく起こしても、プラントフード（ローフード中心）を実践すると動脈硬化は改善していくのです。

高血圧症に対して降圧剤を飲むことは自殺行為

高血圧の基準値ほどでたらめなものはありません。２０００年までの基準値は、上（収縮期圧）は１８０㎜Ｈｇでした。ところがどんどん下がり、２００８年には１３０になってしまいました。その結果増えたのが患者数と降圧剤の売り上げです。たった8年で50も下がったのです。図表35を見ると明らかですが、１９８７年初夏の高血圧患者数は２３０万人くらいですが、２００８年には３７００万人、２０１１年には４４００万人とすごい勢いで増えています。降圧剤の売り上げも１９８７年では２０００億円くらいでしたが、２０１０年には1兆円とも2兆円ともいわれているほどになりました。

たった8年でいきなり、上（収縮期圧）を50も下げるとはいったいどういうことでしょうか？　絶対下げなくてはいけない理由でもあったのか？　いやあるはずがありません。下げれば自動的に患者が増えるのは当たり前です。そして売り上げは大きく上がる。つまり簡単にいえば、儲けたい輩（製薬会社と医師会）が画策した陰謀策略に違いありません。

関東医療クリニック院長の松本光正氏は『高血圧はほっとくのが一番』（講談社）という本で次のように言っています。「高血圧症とは製薬会社の主導する詐欺商法である」。その通りだと思います。それにしてもほとんどの開業医は、この血圧の基準値の低下を喜々として受け入れ、平気で薬を出しまくる。私は、彼らは良心がとがめないのか不思議で仕方ありません。

降圧剤は副作用と副反応があまりにも多く、ひどいものです。『高血圧は薬で下げるな！』（ＫＡＤＯＫＡＷＡ）を書いた浜六郎医師に言わせると降圧剤の副作用・副反応には次のようなものがあります。

（図表35）高血圧基準値の変遷と患者数の増加

新年度	高血圧基準値	患者数(人)
1987	180 ／ 100	230万
2004	140 ／ 90	1600万
2008	130 ／ 85	3700万
2011	130 ／ 85	4400万
2024	160 ／ 90	

※「国民健康・栄養調査」等により作成

①自立しにくくなる、②脳梗塞が起きやすくなる、③認知症に大変なりやすくなる、④ガンになる率が大変増える、⑤心不全になりやすくなる、⑥死亡率が上昇する

1番目の「自立しにくくなる」は1980年に日本で実施された国民調査でも述べられました。そこでは「降圧剤を飲んでいた人のほうが、飲んでいない人に比べてはるかに自立ができなかった」と書かれているそうです。自立とは身の周りのことを自力でできる人のこと。この自立がしにくくなる根本理由は、降圧剤が脳（他）の血流の勢いをなくす作用があるからなのです。薬で血圧を無理に下げると脳血流が悪くなる、そして頭がボーっとする。そのため忘れっぽくなる。それが長く続いた結果起こるのが認知症。降圧剤↓認知症の多いこと多いこと。降圧剤を飲み続けると上の血圧は下がりますが、下の血圧が上がるため、かようなことが起こるのです。

2番目の「脳梗塞が起きやすくなる」理由はまさにこれです。前出の松本先生によると「降圧剤は脳の血流の勢いをなくすため、血管の破れは防げても、詰まりのほうはかえって誘発され、脳梗塞は起こりやすくなる。脳梗塞は降圧剤処方で医師によって作られる」と言っています。5番目の「心不全になりやすくなる」も同様なのです。

『血圧147で薬は飲むな』（小学館）を書いたのは東海大医学部名誉教授・大櫛陽一氏です。この本によると「降圧剤を飲んでいる人は飲んでいない人に比べて脳梗塞の発症率が5〜10倍になる」と言っています。大櫛先生は1999年から2007年までの福島県郡山市に住む男女4万人の健診データを、薬を使わない群と降圧剤を使って下げた群とに分けて検討しました。薬で下げた群が5〜10倍も脳梗塞になったことをみつけたのでした。もうお分かりだと思います。降圧剤は飲む必要はほとんどありません。断食とヴィーガンで良くなるのです。

※2024年になって基準値がまた変わりました。160／90という数値までは良いとなったようです。ちょっと進歩です。

ナチュロパシーで根本から治す

緊張性頭痛が長い間続き重症化した患者さんがいました。この方は27歳男性。15〜16歳頃から時々頭痛が起こるようになり、薬局で頭痛薬を購入し対処していました。大学を卒業し22歳でサラリーマンになった頃から、頭痛がしょっちゅう起こるようになりました。

ストレスのせいと思い、やはり頭痛薬で対処しました。

26歳頃からさらに悪化、毎日起こるようになり仕事も手につかなくなってしまったため病院を受診。CT検査で脳に異常はなく、重症の緊張性頭痛と診断されました。そして頭痛薬の処方。27歳になり仕事を休む日が増え、これではクビになると思い友人に相談、私のクリニックに来ました。

食事内容を聞くと、やはり肉食が多く、甘いものにも目がない。さらに野菜が極めて少ない。私は断食とプラントフード（ヴィーガン食）を指示しました。サプリメントはリトアニア産のCBDとDHA。

1か月後再診。「断食後数日してから頭痛はピタ一っと治まりました。あれほどひどい頭痛だったのに」と言いました。その後、ずいぶん経ってから来院、頭痛はなくなったとのこと。緊張性頭痛や片頭痛はナチュロパシーで治すのが一番です。この男性のような人は私のクリニックには多いです。脳に異常がなければ食事を正し、腸内細菌を正常化するとほぼ100％治ります。

また、腰痛や肩こり、五十肩（肩関節周囲炎）なども簡単に良くなります。腰痛は腰椎のヘルニアも原因でしょうが、たとえそうであっても断食とプラントフード（ヴィーガン食）とサプリメント（マルチミネラル・乳酸菌製剤）で良くなります。肩こりも同様です。

五十肩は肩の血流（微小循環）が悪くなり起こる病気（症状）です。肩が上がらなくなるのは、本当に嫌で辛いものです。五十肩の原因は完全に酵素不足。最高の酵素サプリメントを飲み、生食（生野菜とフルーツ）を中心に食事をすると、みるみる治ります。


重い気管支炎の10歳の男の子もいました。生まれつき心臓の弁に不具合があり、0歳～3歳まで5回も手術をしました。そのため小さい頃は気管支炎や肺炎を起こし、度々入院していました。もちろん抗生剤漬けです。10歳になって私のクリニックへ免疫をつけたいと来院。半年間は元気で良かったのですが、ある日学校から帰宅後、鼻水、咳が出現。喉も痛いとの訴えがあり、そのうち39度台の高熱。

この子の場合、一般的な医療機関では、やはり入院させ抗生剤投与となるのでしょう。しかしお母さんの希望は「入院させたくない。薬漬けの10年間でした。また抗生剤漬けだと免疫が落ちて、長く生きられないかもしれない。薬なしでなんとかなりませんか？」でした。

そこで私は、ヴィーガン食（特に野菜おろし、フルーツおろし）の徹底と、足湯やおでこに氷をのせること、当院のサプリメント（水素やオリーブ葉の生薬）を指示しました。これらでどんどん改善。4日目で平熱になり、9日目には咳はほぼ消失。14日目に完治宣言できたのです。

このように、重度の心臓疾息があり、かつ10年に渡る薬漬けで免疫低下があるお子さんでも、ナチュロパシーで完治するのです。西洋医療は急性疾患には効くとはいいますが、断食と上手なヴィーガン食と良いサプリメントだけでもこんなに良くなるのです。免疫を落とさず治ることをぜひ知っておいてほしいと思います。私は、これからは急性疾患でもナチュロパシーがベストだと思います。

風邪をひかない方法も簡単なことなのです。2023年夏は小児科は大忙しだったそう。子供の風邪ひきがすさまじかったからです。原因は子供たちの食事が悪く、免疫力が低下したことで間違いないでしょう。つまり、食事の内容が悪かったから風邪をひいたのだといえます。

風邪をひく子供の食事の特徴は次のようなものです。

・肉が多い・揚げ物が多い・ラーメンが多い・ピザ、パンが多い
・砂糖菓子が多い・生野菜が少ない・フルーツが少ない

街を歩くとハンバーガーショップはいつも人がいっぱい。抗酸化な生野菜サラダを食べず、かようなジャンクフード漬けの食事だと、免疫は極端に落ちます。風邪をひいたら食事を改め良いサプリメントを飲むと、実にスムーズに治ります。野菜おろしにフルーツのみの生活＋ＣＢＤや水素サプリであっという間に治っていくでしょう。

様々な治療例

●潰瘍性潰瘍性大腸炎の治った例

22歳（２０１８年当時）の女性。この女性が17歳の高校3年生の時、下血、下痢が長く続くため病院を受診。病院での検査の結果は下行結腸S状結腸、上行結腸の一部が潰瘍性大腸炎。全大腸の１／３程度です。全摘手術を勧められましたが、大腸を全摘されたら長くは生きられないとも聞いたため、拒否して鶴見クリニックに母親と受診しました。

大腸の1／3くらいの潰瘍性大腸炎なら私のやり方で治ると判断。まずファスティングをしてもらいました。その後、ヴィーガン食とファスティングの繰り返しを指示（野菜は無農薬）。サプリメントは鶴見式水素、酵素、DHA（サーディン）、SP乳酸菌などを使用。これらの治療で炎症を取り、組織の修復も可能となりました。温湯セラミックを用いた入浴を1日2回40分（40℃で）入ることも指示。

これらの結果、便は徐々に固まりましたが時々便に血が混ざりました。そういった状態が9か月続いたあと、全身状態は急速に改善、症状（肩こり、腰痛、背部痛）は皆無になりました。10か月経ったら便は全く正常、匂いすらなく紙で拭いてもつかなくなったほど。1年後、CTと内視鏡検査で全て異常なく完治と診断。

この女性は9歳からパティシエ（ケーキ職人）を目指しケーキを毎日食べていたし、肉も大好きでした。そこで動物性タンパク質一切と甘い菓子や砂糖なども一切中止させて食養生に励ませたのでした。当初はパティシエをあきらめきれず大泣きしたのですが、しっかりと説得。やはり「まだ死にたくない」と思い頑張れたのです。あのまま大腸を全摘していたら30歳まで生きられたでしょうか？　現在はローフードの学校に行き、ローフードマイスターの資格を取り活躍中です。人生は分からないものです。

それにしても白砂糖を多量に食べると潰瘍性大腸炎にもなるのです。人はもっとこのことを知らねばならないと思います。

喘息や呼吸器疾患の治し方についてお話しします。

喘息は気管支の収縮で起こる病気です。西洋医療での治療は対症療法に徹します。気管支拡張剤投与か、それで上手くいかなかったらステロイドホルモン投与。症状は改善しますが、ステロイドを長々と投与すると突然死が起こります。テレサ・テンさんは喘息で、長年ステロイドを飲み続けた結果、突然死しました。ほとんどの喘息の息者さんはそういった突然死が待っています。アトピー性皮膚炎も同様です。アトピーの部位にステロイドを塗っても必ず再発します。それを繰り返し、後々取り返しのつかないことになります。とにかく大学病院の喘息外来では、かような突然死の症例は後を絶ちません。原因はもちろんステロイドの飲み過ぎによります。

では、どうすればいいのか。私の喘息の治し方は、まさに根本治療です。まずは食物です。喘息はアレルギーの一種です。原因は小腸のリーキガット。リーキガットとは小腸に炎症が起こり、絨毛が開いた結果、アレルギーを引き起こして喘息につながるのです。小腸のリーキガットが起こる原因はまさに食物です。①動物性タンパク質、②白砂糖や砂糖菓子、③糖化した食物。この3つをやめないと喘息は悪化します。

また、IgG(IgEもそうだが)検査でアレルゲン物質をチェックしてアレルギーの原因物質を取り除くこと。そしてファスティングを適宜やったあと、ローフード50%、加熱食50%のヴィーガン食をしっかりやると、すごく良くなります。次にサプリメントです。①良い水素、②良い酵素、③DHA(サーディンプレミアム)。この3つの効果も素晴らしいものです。3つとも血管拡張、気管支拡張作用をもつからです。

さらにホルミシス療法です。温湯セラミック、ヘキサシート、湯の花マットなど、極めて効果的。これはなんとしても取り入れたいもの。微小循環が良くなれば、喘息の大元の活性酸素が大幅に減ります。またHSPが出ることも治癒に向かう要因です。

日光浴+ウォーキング+深呼吸も大事です。喘息に必要なのは酸素を全身に浸透させることと、マイナスイオンを多く取り込むことです。日光浴や森林浴、ホルミシスの衣類やヘキサシートもマイナスイオンが出ます。次に深い深い深呼吸。ウォーキングも大事です。

最後に水素点滴です。活性酸素の最大の悪玉、ヒドロキシルラジカルを退治します。水素サプリメントと並んで取り入れたいものです。

●ある喘息患者の完治例とステロイド治療で早死にした人のこと

Ｋ・Ｍさん（１９７１年生）は20代後半から咳が出るようになり、30代半ばでは気管支喘息と診断され、薬（気管支拡張剤とステロイドホルモン剤）を出されていました。しかし彼は、ステロイドだけは飲まないでいました。その理由はある本でステロイドの怖さが書いてあったからです。40代半ばで私のクリニックを受診。私は食事改善を強く言い、断食をやらせたあと、ヴィーガンの食生活にさせました。また最強のサプリメント投与。半年後には喘息は全く完治。また全身も少し痩せはしましたが極めて健康になりました。

その彼は喘息闘病の間、５人の喘息患者と知り合い連絡を取り合っていました。彼は私の治療で治ったことから、そのやり方をこの５人に勧めましたが、一人も言うことを聞かず、かつステロイドホルモン剤をせっせと飲み続けました。そして気がついたら５人はみんな急死していました。５人は全て40代での死でした。ステロイドホルモン剤の恐いのは、量を多くして飲み続けると急死が来ることです。

●友人の医者のステロイド死

私の友人医師Ｊ・Ｍさんは２０２０年秋に喘息発作で入院しました。彼は大変肥満で、普段から喘息は持っていましたが薬は飲まず、サプリメントで良くしていたようです。彼は入院後ステロイドのパルス療法を勧められました。１０００㎎もステロイドホルモン剤を一気に点滴で入れる治療です。1回目で急速に元気に。2回目でさらに良くなりました。ここでやめておけばよかったのに、「3回目やって退院しましょう」との言葉に騙されて、受け入れました。3回目のパルス療法をやったあとに彼は冷たくなって死んでいました。行年63歳。

●再生不良性貧血の例

私の患者（男性）から電話が来ました。「姉さんが再生不良性貧血で大学病院に入院したが、心配なので先生に診てもらえないか?」と。検査データを送るように依頼するとすぐにＦＡＸがきました。再生不良性貧血の割にはデータが良かったので、すぐに当院に来るように言いました。そのやり取りをお姉さんに伝えてもらうと、お姉さんは「病院の治療が終わって退院したら行きます」との返事。私はすっかりそのことを忘れて過ごしていました。3か月後、弟さんから丁寧な手紙が私のもとに届きました。「姉は病院でパルス療法（ステロイド点滴）を行い、5時間の点滴後亡くなりました。あの時無理やりにでも、先生のところに連れて行けばよかった」と。

パルス療法とはステロイドの濃厚投与のことです。このお姉様はこのステロイド点滴に耐えられず死亡したわけです。ステロイド剤で全ての人が死ぬわけではありませんが、こういうこともあるのです。

＊副腎皮質ホルモン（ステロイド）剤の副作用と副反応

・免疫低下・易感染（感染しやすくなる）・白内障・高脂血症

・筋肉の弱り・骨粗鬆症・バッファローハンプ（腹がふくれて手足が細く）

・ステロイド性脳症（精神状態異常）・突然死（副反応）

長くこれを飲み続けていくと、うぐいす餅のようにふっくらした副腎がだんだん薄くなります。外からこれを入れたら要らない（必要ない）と判断した副腎が徐々にそのホルモンを出さなくなるからです。そして紙のように薄くなった時に急死が起こります。

●パーキンソン病の本当の治し方

パーキンソン病に使う薬はいくつかありますが、最も有名なのはL-DOPAです。パーキンソン病は、脳の黒質にあるドーパミンというホルモンが出にくくなった結果、震えをはじめ、突進現象、その他様々な症状が出る難治性の病気です。西洋医療の人たちは、ドーパミンが出にくくなったのだから、ドーパミンの前駆体のＬ-ＤＯＰＡを飲ませて補う方法を取ります。それはまさに、副腎皮質ホルモンのステロイド補充療法と一緒です。パーキンソン病の補充療法として、脳の黒質のドーパミンを補うために、Ｌ-ＤＯＰＡ剤を飲ませ続けているわけですが、飲めば飲むほど、負のフィードバックがかかっていき（つまり要らないと錯覚して）、脳の黒質にあるドーパミンはどんどん出なくなっていきます。その結果、患者のドーパミンは紙のように薄くなります。その時が死です。

これは本当にステロイド投与の場合とそっくりです！　しかし1度Ｌ-ＤＯＰＡを飲んだらやめられません。なぜなら、やめたら最後、症状はもっとひどくなるからです。なので、Ｌ-ＤＯＰＡなんか飲んだら、死ぬまでやめられなくなります。そのため、パーキンソン病になりかけが勝負となります。

そこで、①ナチュロパシー（断食→ヴィーガンの繰り返し）は当然ですが、②オステオパシー、③サイコパシーも駆使して治療すると、それこそびっくりするくらい根本から改善するから驚きです。その結果、死ぬまでパーキンソン病にならなくなります。

その時に使うサプリメントのエースは、No.0（CBDオイル）がトップ。このリトアニア産のCBDは、パーキンソン病には劇的に効果が出ます。その他、No.11（水素）や鶴見式サーディンプレミアムという名前のDHA。断食とヴィーガン、そしてこれらのサプリメントで根本的に改善したパーキンソン病になりかけの人が私のクリニックには結構いるのです。

アロパシー医療で薬漬けになったパーキンソン病患者さんは悲惨です。L-DOPAその他の薬がどんどん効かなくなり、投与量がどんどん増えるからです。いくら薬を増やしても、症状を完全に良くすることはありません。そしてその揚げ句、5年以内にたいてい急死します。パーキンソン病は、腸（小腸、大腸）が正常なら、決してなりません。腸は脳を支配しているからです。そのため動物性タンパク質や砂糖菓子や小麦粉食品を食べることは、極力控えて生活すべきでしょう。その生活ができたら、一生健康で暮らせると思います。

薬は化学薬剤ならどんな種類でも、最後は悪くしかなりません。短命化は免れないことになります。健康で長生きしたかったら、①ナチュロパシーをやりながら、時々、②オステオパシーと③サイコパシーをやるのが一番といえます！

●急性骨髄性白血病完治例（断食を用いて完治した白血病患者の例）

1986年、ある患者さんが私のクリニックにやってきました。急性骨髄性白血病でした。ある市でもっとも大きな病院に入院していたのですが、抗ガン剤で良くなるどころか悪化、しかも脳にカビ（白癬菌）が生えたため、今度は抗カビ剤を点滴。あまりにひどい副作用に嫌気がさし「これでは殺される」と思い自主退院。途方に暮れていた時、友人から私のクリニックを紹介され、私の元に来ました。

私が指示したのは水のみコースと梅干しと水のみコースの過酷な断食でした。しかし患者さんは、しっかりとその断食メニューを守りがんばりました。そうしたらみるみる改善、半年後には完治宣言となりました。その後、その患者さんは1989年にご主人の転勤で遠い所に引っ越してしまいました。

2018年冬、クリニックに突然電話がかかってきました。なんとその患者さんでした。「私を覚えているでしょうか？　実は30年前に白血病でお世話になった者です」。私はやっと思い出しました。「白血病は大丈夫だったのですか？」と聞くと、「一度も病院に行っていませんから分からないですが、ピンピンしています」と答えてくれました。

この症例は私が断食で完治させた初めての患者さんでした。このように、白血病でも断食をしっかりやると完治するのです。この症例で自信を持ったのです。

●糖尿病並びに原発性胆汁性肝硬変（PBC）が極めて良くなった例

昭和17年生まれの男性。彼はお酒が好き、美食が好きで70歳くらいから糖尿病を患っていましたが放置。2021年1月、肝機能が大変悪くなり病院で検査。PBCと診断。ある種の薬しかないと言われ飲んでいたがちっとも良くならず、2021年12月25日私のクリニック受診。

断食→ヴィーガンの厳格なメニュー提示＋少数サプリ。しかしこの方は当初は西洋医療一辺倒なため、なかなか言うことを聞かず大変でした。病院側ではステロイドホルモン剤投与しかないと言われたが、頑なに拒否。2022年3月からしっかりと断食施行。「黒い宿便が山のように出た。顔色がすごく良くなった」と報告。2022年5月から肝機能少しずつ改善。7月から急速に改善。病院の医者はみんな眼を丸くして「いったい何をやったの？」を連発したといいます。2023年5月には全てが完全近く改善。本人いわく「ステロイドやらないでがんばって良かった。あの時やってたら今は死んでた」と。治るはずのないPBCですが見事に正常化していっています。体調は絶好調。HbA1c は常に5台と正常。糖尿病も見事に治っています。ＰＢＣはこのように断食そしてヴィーガン（長期）、また断食→ヴィーガンを繰り返しやれば、誰でもかように治ると思います。

●アトピー性皮膚炎の完治した老人の例

この人は２０２０年4月18日に私のクリニックに来院。上半身と手と両足は湿疹でいっぱいでした。ご多聞にもれず、甘い菓子好き、小麦食品好き、肉や加工肉好き魚好きでした。これらを一切やめさせ1日2食（昼食と夕食）にしました。昼食も夕食も生野菜サラダを多くし、必ず大根おろしも食べるよう指示。いわゆるヴィーガン食を指示。また当然ですが水のみ断食もしっかりと指示。そのかいあって徐々に体から毒は抜け、湿疹は改善しました。10か月後は9割がたきれいになりました。

さてアトピーであろうが湿疹であろうが断食→ヴィーガンのくり返しをしっかりやりますと必ず改善します。ステロイドなどを塗ったら必ず後々悪化します。アトピーのある人はぜひがんばって断食→ヴィーガンのくり返しをやり完治させたいものです。

なお当院はアトピーの完治例は極めて多いです。

整体師をやっている私の栄養講座の生徒さん（60歳女性）がいます。彼女は困り果てると私にメールが来ます。私は丹念に返します。次はそのひとつ。

【整体師さんからの質問】ほとんどの人は、病院へ通い続け、薬を飲み続けています。だからなかなか治らない。ガンという命にかかわることとなると、病院の医師の話を信用する人ばかりです。だから治らないのだと思います。「うつ病」などの精神的な症状でも、食事の改善で治っていくものでしょうか。

【私の答え】当然です。原因から丹念に良くしていくと、精神疾患はたいてい薬なしで治ることは多いです。うつ病は、次の機序から起こります。大原因は、食事の悪さによる腸の汚れからです。特に横行結腸の汚れ。動物性タンパク質や砂糖菓子などをたくさん食べ続けると、腸は汚れに汚れ、腐敗菌だらけになります。腐敗菌は必ずアンモニアを作り腸の中はアンモニアだらけになります。そうなると、まず、脳内伝達物質のひとつのセロトニンが出なくなります。腸から出るセロトニンは、93％もあります。腸が腐敗すると、セロトニンは出なくなり、脳にいかなくなります。

セロトニンというホルモンは幸せホルモンといい、幸福感を得るホルモンです。このセロトニンが脳から出なくなったらうつ病になります。うつ病はプラントフードを大変多くすればセロトニンがたくさん出ます。そしてうつ病などならないし、なっている人はすぐに治っていきます。結局、うつ病も腸の腐敗から起こるのでした。

ナチュロパシーの優位を裏付ける様々な事例

●アメリカで三大医療を拒否した女医の話

彼女は医者で、右乳ガンになった時は32歳。主治医（女性）に「三大治療を勧めないわ。必ず死ぬからね。ナチュラル・ハイジーングループを紹介するわ」と言われました。彼女はナチュラル・ハイジーンの施設を訪ねました。そこには3人のナチュロパシーの医者が待っていました。長期の断食→ヴィーガンのメニューを渡されました。また、サイコセラピー（心理面改善法）やヨガの道場、整体、ウォーキングにサウナ風呂も紹介されました。

彼女は「絶対に治す」という意志が強かったので、過酷な断食メニューと午前中の90分のウォーキング、その他を黙々とこなしました。半年後のCTで肺転移は消失、1年後、乳房は陥没状態になり完治しました。それから10年、彼女は相変わらずヴィーガンを続けています。そしてガンは消えたままです。

以上はプラントリシャン・プロジェクト2017年の講演から引用しました。

次の3つのお話と3つの症例は松田麻美子先生の著書からとりました。

●劇的！　スポック博士の「輝かしき晩年」

『スポック博士の育児書』でお馴染みの小児科医、ベンジャミン・スポック博士は、85歳の時、脳梗塞（長嶋監督と同じ脳塞栓）のためにホテルのロビーで倒れて以来、しばらくの間は言語障害や手足の麻痺が続きました。

心臓の鼓動を一定にするためにペースメーカーをつけ、ジギタリス（強心剤）の常用、減量のためのダイエットなど様々な治療を受けていましたが、経過ははかばかしくありませんでした。手足が不自由で、特に脚の筋肉が衰えていたために、常に介護を必要としており、担当の医師からは治る見込みはないと言われていたのです。

ところが博士は、脳梗塞から3年後、88歳の時に、「セルフケア（自らが行うケア）」のプログラムに着手し、もっとヘルシーな食事への大転換を決断したのです。

2週間のうちに、長年の抗生物質による治療では治らなかった慢性の気管支炎が消え、さらに3か月の間に50ポンド（約23キロ）やせることができたばかりか、これまでよりずっとエネルギッシュになり、風邪ひとつひかなくなったのです。体の麻痺も悪化していくどころか、改善されて一人で歩けるようになりました。

以来スポック博士は、人間の体にとってふさわしい食生活をする「セルフケア」が病気予防や改善、健康維持にとってどれだけ重要な問題かを人々に訴えるため、ＰＣＲＭ（責任ある医療を推進する医師会）の主要メンバーの一人として、全米を精力的に講演して回りました。そして執筆活動も熱心に続けながら、晩年を過ごしたのです。

医学介入による一般的なケアではどうすることもできなかった心臓の不整脈や脳梗塞の後遺症、慢性の気管支炎、歩行困難など、高齢者特有の退行性疾患に伴う様々なトラブルを見事解消し、その後も精力的に活動を続けて94歳と10か月で亡くなりました。

●感動！　ウォーカー博士の「99歳現役」

自然健康法を説き、生命・栄養・健康に関する最も信頼すべき学者の一人で、今日ではジュース療法のエキスパートとして世界中で高く評価されているノーマン・ウォーカー博士は、若い頃に神経炎を伴う重症の肝硬変で余命数週間という診断を受けました。博士は当時、人間の病気の主な原因とその治療、および予防法を探し求めていましたが、肝硬変で倒れたのは、栄養学の権威たちによって「生命の糧」といわれた穀物やパン、パスタ、牛乳といった食物が体に与える影響について、自らの体を使って人体実験していた時のことでした。２年間は健康で、体重が70キロから90キロ近くに増えたことを除けば、どこといって悪いところはなく、順調でした。しかしある朝、突然動けなくなったのです。何人もの医師たちの診察を受けたものの、当時、肝硬変は致命傷であったため、なす術もなく、痛みを抑える薬を飲みながら死を待つほかはない、というのが一般的な対応でした。

しかし博士は、医者の薬やアドバイスの一切を拒否し、ある決断をします。「セルフケア」のプログラムを実践中で、いつも健康そのものだった友人のアドバイスに従ったのです。そして半年後、博士は死を待つだけと宣告されていた状態から、完全に回復したのです。ところが、それから５〜６年もすると、「喉元過ぎれば熱さを忘れる」のことわざ通り、博士は仕事に熱中するあまり、「セルフケア」を忘れてしまい、その結果、長期間にわたる過労と睡眠不足のため、神経衰弱で再び倒れてしまうのです。

この時、博士は仕事を離れ滞在していたフランスの農家で、自然と調和して生きている夫婦のライフスタイルを見て、再び「セルフケア」の重要性について悟ります。博士は当初、回復までに必要な静養期間は10か月と担当医から言われていたのですが、本書でおすすめするような食事とライフスタイルによって、8週間というスピードで回復してしまったのです。博士は再びスリムでエネルギーに満ちあふれた健康な体を取り戻しました。

それ以来博士は、「セルフケア」の実践に自ら努めながら、「まばゆいばかりの健康を手にする最良の方法」を多くの人たちに伝えていくことになるのです。博士は頭の働きばかりか肉体的にも衰えを知らず、自分の食べる野菜は自分で作り、99歳まで現役で仕事をし、眠っている間に亡くなった、といわれています。

●友人たちの幸福な後半生
（その1）46歳で腎臓病を克服、92歳の現役マラソンランナー

私の友人アーンストは今年92歳になります。シニア・オリンピックのマラソンレースの常連で、80歳以上のグループの5キロと10キロのレースで、常時金メダルを獲得しているエネルギッシュな男性です。彼は若い時から右の腎臓に異常があり、長い間激しい痛みに苦しめられ、医師からは人工透析を勧められていました。また、ブタクサの花粉が飛来する季節になると、毎年重度の花粉症に苦しんできました。

その彼が、46歳の時にナチュラル・ハイジーンに出合い、（彼の言葉を借りると「以前

より賢くなったおかげで」）それまでのライフスタイルを変え、医療費を一切かけずに、これらの悩みを克服してしまったのです。

現在は全く健康そのもので、いつも次のように話して周囲の人を笑わせています。「好きなものをでたらめに食べていた私の叔父は70歳で亡くなっているし、私の食習慣をいつもからかっていたその孫も数年前脳腫瘍で亡くなってしまいました。でも私のほうはといえば、今でもこのとおりピンピンしていて、精力的な毎日を送っています。カウチポテト（テレビの前のソファーに座り込んでポテトチップスなどを食べ、体を動かさない人）などなっているほど暇ではありませんよ」

私が先日、彼から受け取った手紙には、「医者や病院、薬にはお金がかかるけど、健康を手に入れるにはお金など1セントもかからない。素晴らしいことだね」と書かれていました。これを見た時、私は「これこそみなさんにお伝えしたいメッセージだ」と思ったのです。

腎臓障害のある人に対して、今日行われている処置は人工透析や腎臓移植ですが、そのような手段に頼る前に、各個人でできることがあります。それは「生命の法則」に基づく食事とライフスタイルに変えることです。

ペンシルバニアに住むドナは多発性嚢胞腎という診断を受け、医師から「治る見込みがないので、毎週人工透析を受けるか、腎臓移植のいずれかを選択するように」と言われたのですが、セカンドオピニオンとして聞いた医師による指導で、「食事とライフスタイルを変える」という決断をしました。その結果、腎機能は素晴らしく健康な状態に改善され、以来病気で悩まされるようなことはなくなったのです。

ちなみに、アメリカでもベストの病院のひとつとされているジョンズ・ホプキンズ医学研究所では、腎不全の患者に、本書でお勧めするような食事（低タンパク、低脂肪、動物性食品なしの徹底した食事）をさせると、人工透析を避けられることを証明しています。

（その2）54歳で消化障害を克服、現在まで薬と無縁の90歳

シャープ博士は以前、足の専門医でした。今はリタイアしてカリフォルニアで自分の食べる野菜や果物を有機栽培で育てながら。一人暮らしで悠々自適の人生をエンジョイしていますが、54歳の時まで慢性の消化器系の持病がいろいろあり、薬漬けで憂鬱な毎日を送ってきました。21歳の時から始まった酸性症のために、胸焼けや激しい胃の痛みに苦しめられ、１日６回も重曹を飲んでいたといいます。下痢もひどく、慢性になっていました。34

歳の時からは大腸炎、痙攣性結腸に苦しめられるようになり、生涯刺激のない食物と薬漬けの人生を送らねばならない、とあきらめて暮らしていました。

ところが54歳の時にナチュラル・ハイジーンに出合ったのがきっかけで、彼の人生はすっかり変わってしまったのです。消化障害には悩まされなくなり、薬は一切不要になりました。体重が半年で55ポンド（約25キログラム）も落ち、患者たちからは、ガンか結核ではないかと心配されたほどだったといいます。アメリカ人にしては小柄な彼は、理想体重になり、それ以来36年間、ナチュラル・ハイジーンのライフスタイルをずっと続けていて、あいかわらず素晴らしい健康状態を保っています。

私がシャープ博士に会うのは年に一度しかありませんが、決して年をとったという印象を受けません。いつ会っても初めて知り合った11年前と変わらないのです。

ナチュラル・ハイジーンを実践している高齢者たちは、たいてい実際の年齢よりも10〜20歳若く見えます。年齢とは、私たちが習慣的に行っているような、暦によって計る「時の経過」ではありません。「生命の法則」にそむいた食習慣やライフスタイルで自分の体を虐待したり、酷使したりしてきた結果現れるもので、それが体を構成する約60兆個の細胞に影響を与え、ちょうど鏡のように、顔、体つき、体力などに映し出されるもののことをいうのです。

本書でお勧めするプログラムほど、短期間のうちに、実にドラマティックに、しかも決してひもじい思いや苦労などはせず、きわめてヘルシーに永久減量を果たすことができるプログラムは世界中どこを探してもありません。私のクライアントたちは、1か月にラクラク5キロから10キロ減量しています。1年余りの間に30キロの減量に成功した人もいます。

次の3つの例は、松田麻美子先生がみてきた数多い証例のごく一部です。

●乳ガンから13年経週、鉄人女性アスリートは70歳（改善例①）

ホノルル在住のルースは元米軍所属靖学者で、今は健康教育学の博士です。47歳の時に乳ガンが発見され、乳房の摘出手術を受けました。マラソン暦14年のスポーツウーマンで、バランスよく食べ、脂肪の多い赤身肉は何年も避けており、ずっと健康で、毎年健康診断やマンモグラフィー（乳房レントゲン撮影）を受けていたので、乳房のガンがゴルフボール大に成長してすでに手遅れの状態になっているとは、とても信じられない出来事でした。

精密検査の結果、左肺と骨にも転移しているため、両方の乳房摘出手術をしたあと、「放射線と化学療法による治療を行ってもどれだけ生きられるか分からない」という診断を受けました。ルースは乳房の摘出手術は受けましたが、それ以上の治療は受けませんでした。健康な組織まで傷つけ、寿命を縮めてしまうことを知ったからでした。代わりに、食事とライフスタイルの改善という「セルフケア・プログラム」を選択し、ガンを完全に克服したのです。

ガン診断から13年後の今日、ルースの体にはガン細胞の片鱗さえありません。

●58歳の時に乳ガンを克服した87歳の女性ボランティア（改善例②）

58歳の時、乳ガンが発見された友人のフリエダは、母親が乳ガンで亡くなっているため、すぐに乳房除去手術を受けるよう、医師から勧められました。乳房を失う決心がつかずに悩んでいた彼女でしたが、ふと小学校5年生の時の授業で、担任の先生から「新鮮な生の野菜や果物を毎日たくさん食べること」という「セルフケアの理論」を教わったことを思い出しました。

その日からフリエダは、動物性食品の一切をやめたところ、なんとガン細胞は消えてしまったのです。以来29年間、87歳になる現在まで、彼女は素晴らしく健康でエネルギーに満ちあふれた生活を送っていて、健康保険や生命保険にも加入していません。「健康的な生活をしていれば、そんなものは必要ない」と主張する彼女は、ナチュラル・ハイジーンの普及のためのボランティア活動に「第二の人生」を捧げています。

●自然治癒アプローチで末期乳ガンから生還（改善例③）

運悪くすでに乳ガンが形成されてしまっていたとしても慌てることはありません。たとえ医師からすぐに手術を受けるよう勧められていたとしても、食事やライフスタイルを徹底的に改善してどうなるか、しばらく様子を見るゆとりは十分にあります。

『ガンと闘う戦略（A Cancer Battle Plan）』の著者、アン・フラムは、すでに片方の乳房を摘出されてしまったうえ、ガンが全身に転移していました。骨髄移植までしたのに効果はなく、これ以上なす術は何もないということで医師から見放されました。

生きる希望を全く失って家に帰されたにもかかわらず、『フィット・フォー・ライフ』に出会ったおかげで、ひと月余りのうちに、ガンの片鱗さえ見られないほど健康を回復しています。私は個人的にもこのような人々をたくさん知っています。

20年余りの間、カリフォルニア大学サンフランシスコ校整形外科部副部長として若い医師たちの指導に当たっているロレイン・デイ医学博士もその一人です。博士はカリフォルニア大学付属サンフランシスコ総合病院の整形外科医長として多数の患者の治療をしてきました。また、ベストセラー作家として、あるいはエイズのエキスパートとしても世界的に知られている女性医師です。

博士は54歳の時に発見された乳ガン（小ぶりのリンゴ大）を、ナチュラル・ハイジーンの食事やライフスタイルと一致する「低脂肪のプラントベースの食事（新鮮な生の果物や野菜、特に野菜ジュース）」「新鮮な空気と水」「十分な休養と運動」「日光浴」「ストレス・マネージメント」で、完全に克服しています。

末期ガンと診断されたため、「手術・化学療法・放射線療法・薬物投与などの治療を大至急受けないと死を免れない」と宣告されたのですが、手術は根本原因を取り除くことはなく、また現代医学によるこれらのガン治療が、どれほど患者を打ちのめす過酷なものであるか熟知していたため、博士は体の知恵に任せる自然治癒（ナチュラル・ヒーリング）というアプローチを選んだのです。

8か月後、乳ガンは跡形もなく消え、それから13年が経過した現在でも、博士は同じ食習慣とライフスタイルを続けています。

真実を語る人たち

私は、松田麻美子先生と長年に渡り（約20年）、膨大なメールのやり取りをしていました。その中で皆さんが最も興味があり、知りたいであろうことをここに一部掲載させていただきたいと思います。

私は日本で一時期流行った分子（整合）栄養学には大変疑問を持っている者です。そのことを私は松田先生にぶつけてみました。私が疑問に思っていることは次です。

①あまりにタンパク質を重視し過ぎている。何でもプロテインプロテインとのたまう。

②タンパク質を重視するあまりに肉食を礼賛している。現に現在日本の分子（整合）栄養学の中心的な立場の某医師は、ガンになったら肉食を勧めるという内容の本まで出版している。私は、これは本気だろうか？　と空恐ろしい気持ちでいっぱいだ。

③治療は何でもかんでもサプリメントを組み合わせて飲ませること。そのサプリメントは膨大な種類で、そのいくつかを買わせ、大量に飲ませて治療となるが、肉漬けの上にサプリメント漬けでは、むしろ病気は悪くなるのではないか？

④酵素によって消化をし吸収するというメカニズムを全く無視している（酵素栄養学を

知らないからだ）。

⑤ナチュラル・ハイジーンの勧める、プラントフード、ローフード（半分は加熱食でも可）、ホールフードの真実の栄養学のやり方に全く背を向けている。

私は日本に分子（整合）栄養学を持ってきた金子雅俊氏にこのことをぶつけてみたことがあります。その時、彼はほとんど答えられなかったことを今でも思い出します。酵素の重大さを私がしゃべったら、だいぶ経って金子氏は自分のテキストに酵素を挿入したので、ちゃっかりしてると思ったものでした。

さてこの①～⑤を松田先生にぶつけたら、次のお返事が返ってきました。

「鶴見先生の分子（整合）栄養学への疑問は全くごもっともなことです。そしてそのご指摘は全て正しいです。分子栄養学は、しかしアメリカではいまや完全に廃れてきたことを報告しなくてはなりません。鶴見先生のおっしゃった通り、肉漬け、サプリメント漬けのやり方が良いはずがないし、かえって悪くなった人が多発しています。分子栄養学の指導によって悪くなったという人が後を絶ちません。症状はむしろ悪化し余病まで出たという人だらけのようです。そのためアメリカでは、分子栄養学への批判はネット上ではなんと

1億件以上という多さです。誰かが分子（整合）栄養学などという格好良い名前をつけたばかりに日本ではブームになりましたが、本質は全く間違ったやり方で、今のプラントベースのホールフードが主体のナチュラル・ハイジーンの考え方とは正反対ですので廃れるのも当然といえます」。

次の一文は私の盟友・船瀬俊介氏のお書きになった文章ですが、全てその通りの内容で松田先生の「分子栄養学は廃れてきている」を後押しする内容です。

『狂気の暴論――「ガン患者は肉を食え！」という恐ろしい本の大嘘』

肉食の発ガンリスクは、菜食の4.68倍である（国際自然医学会集計）。ところが、その肉を食え！　とすすめる医師がいる。

私の手元に、一冊の本がある。『がんになったら肉を食べなさい』（T・M著、PHP研究所）。まず、手にして、そのタイトルにびっくり仰天した。副題は「がんに勝つ栄養の科学」とある。つまり、肉を食べることが「栄養の科学だ」と、ガン患者に勧めているのだ。

一応、ベジタリアンでもあり、関連本を数十冊書いてきた私は、まったく真逆なことを主張している本書に目を疑った。

著者は、れっきとした現役の内科医である。よほど説得力のある科学的データで書いているのだろうと、ページを繰って、さらに愕然とした。

その「ガン患者は肉を食え！」という主張の根拠の余りの稚拙さに、言葉を失った。

著者はこう書いている。

「食べたものはペプシンなど多くのたんぱく質分解酵素でアミノ酸に分解され、吸収されるときはただのアミノ酸になり、もとが植物たんぱくか、動物たんぱくかの区別はなくなる」

絶句した。この著者は腸内細菌の存在を、まったく知らないのか――

漢字で「腐る」という字は「府」の中に「肉」と読める。

「府」は、五臓六腑の「腑」に相当する。それは、中が空洞の臓器すなわち消化器系の意味だ。消化器に肉が入ると腐る。その事実を古人は戒めているのだ。

つまり、肉類など動物たんぱくを食べると、腸内が〝腐る〟。

これは、腸内の悪玉菌が、動物たんぱく質を好んで食べて分解し、インドール、スカトールさらには有毒アミン類などの発ガン物質を生成するからだ。

ちなみに、先述のデータでは、卵の発ガンリスクは１．８４倍、牛乳３．２９倍もある。ガンになりたくなければ、卵・牛乳もひかえるのが、かしこい。

肉が消化器に入ると悪玉菌で「腐る」

約２０００年も昔、漢の人々はすでに肉食の害を知っていて、「腐」という一字に、その警告をこめたのだ。

前掲書の著者、M医師は、この腸内細菌の働きをいっさい無視して、というより無知で、動物たんぱくも、植物たんぱくも、アミノ酸で吸収されるから区別は無意味……など、驚天動地のまちがいを平気で綴っているのだ。

肉食の害の根源は、まさに腸内細菌（悪玉菌）による分解（腐敗現象）にある。

そもそも人体の細胞数は約70兆といわれる。そして、人体内に棲みつく微生物は1000兆匹以上……。その大半が腸内細菌だ。糞便の約半分は腸内微生物というから、その多さは、ものすごい。つまり、消化吸収の半分は、じつはこれら腸内細菌が担っている……。

食べたたんぱく質は、ペプシンなど消化酵素で、すべてアミノ酸に分解されて吸収される、などといった小学校で習った幼稚な理論が通用するわけがない。

数百兆匹も存在する腸内細菌……それは、まさに小宇宙（ミクロコスモス）の世界。その働きがすべて解明されたわけではない。

腸内細菌の研究者は、食物が細菌によってどう変化するか？　その概要を示している。

そのメカニズムを整理する。腸内細菌は三種類ある。

（1）人間には、有効な善玉菌

（2）どっちつかずの日和見菌

（3）人体に悪さをする悪玉菌

善玉菌は、植物たんぱくを好んで食べて分解する。悪玉菌は動物たんぱくを好む。分解物は有毒物が多く、その多くは発ガン物質であり、まず腸壁を刺激し、大腸ガンを多発させる。

さらに、腸壁から吸収され血液に入り、全身をめぐる。

こうして、全身ガンが引き起こされるのだ。

船瀬俊介著『船瀬俊介の「書かずに死ねるか」』成甲書房より

※この文の中のT・Mという意思は分子整合栄養学の会長をやっていた医師。それゆえ、いかにこの会がおかしいかが分かるといえます。

ナチュラル・ハイジーングループでは、サプリメントの使用は普通は積極的にはやりませんが、松田先生は次のように返答をくださいました。このメールでは条件つきでサプリメントの使用はOKとしています。

「重篤のガン患者さんを治療していらっしゃる鶴見先生の場合、ファスティングとそれに続くプラントベースでホールフードの食事（いわゆるヴィーガンの食事）の徹底指導だけでは、不十分であることもよく理解できます。実際、ナチュラル・ハイジーンの医師たちの中でも、ファスティングとそれに続くプラントベースのホールフードの食事を徹底させるだけではすぐに体の中の化学物質（ホルモンや酵素など）のバランスを取り戻せないような患者さんには、サプリメントを利用している医師も結構いらっしゃいます。問題は、その時どんなサプリメントを使うか？　だと思います。私は次のような条件なら使ってよいと考えます。①自然な植物からの抽出、②高品質なこと、③人体投与で全く害がないこと、④不足するものをしっかり補えること、⑤飲んで体調が改善すること

このような条件をしっかり見極めて、最高の質のものを選んで使ってらっしゃるのが鶴見先生ですので、私はとても尊敬しております」

今の日本人の食べている野菜や芋他についての返答はこのようなものでした

「現在の日本人の食べている野菜や芋などは全てF1品種（95％）と遺伝子組み換え品種（5％）の種をモンサント社から買って使っているし、また農薬たっぷりであるという指摘は全くその通りです。本当に情けないし、また恐ろしいことです。これは政治が変わらなくては全く無理でしょうね。今は仕方がないので、比較的良質（低農薬、オーガニック他）を選ぶしかないでしょうね。アメリカではほとんど在来種のようですから、この差別は恐ろしいですね」

さて、この本も終わりに近づいてきました。ここであらためてキャンベル博士の健康の結論を記しておきたいと思います。

この本で何度も登場した史上最大の疫学調査『チャイナ・スタディ』を中国で行って世界に注目されたのがキャンベル博士とその弟子たちでした。キャンベル博士はネズミの実験でも画期的な成果を上げました。彼の著書『チャイナ・スタディ』も素晴らしいのですが、『WHOLE　がんとあらゆる生活習慣病を予防する最先端栄養学』（ユサブル刊）という大作もあります。この本の主張したい結論の一部は下記の通りです。これを読むと手術も薬（西洋薬）もいかに空しいかが分かります。そして、ヒポクラテスの言っていることとまさに一致していて驚かされます。

・私たちの健康を決定づける要因として、ＤＮＡや環境の中に潜んでいる邪悪な化学物質の大部分よりも、私たちが日々何を食べるかのほうがずっと大きな影響力を持つ。

・私たちが摂取する食物のほうが、最も高価な処方箋よりも迅速かつ効果的に効き、最も優れた外科手術よりも劇的に回復することができ、しかもプラスの副反応しかない。

・食物を選ぶことで、ガン、心臓病、Ⅱ型糖尿病、脳梗塞、黄斑変性、片頭痛、ＥＤ、関節炎を予防することができ、予防可能な病気はこれだけにとどまらない。

・良いものを食べ始めるのに遅すぎるということはない。良い食事を摂ることでこれらの症状を多く改善させることができる。

・リンゴ１個の抗酸化力はビタミンＣのアスコルビン酸１包の２６３倍である。

この本の終わりに、欧米医療の変遷の総括をしたいと思います。

１９７７年の『マクガバン・レポート』からのアメリカ医療は驚くほどの勢いで変遷していきました。このことはこれまでの私の報告で明白です。ここまでを読まれた読者の方はきっと本当に驚いたのではないでしょうか。きっと次のような感想を持った方も多いことでしょう。

・こんなにも欧米はヴィーガンにシフトしていたのか！
・ヨーロッパでヴィーガンがブームになっているとは！
・アメリカ人もヨーロッパ人もフルーツと生野菜を積極的に食べているとは！
・生野菜のほうが煮野菜より良いとは知らなかった。
・病気は天から降ってくるものと思っていたが食源病だったとは！
・知らぬは日本人ばかりじゃないか！
・タンパク質が十分必要と思い続けてきたのに、ちょっと増えると病気になるとは！
・動物性タンパク質が体に良いとは思っていなかったが、それでもある程度必要と思っていた。
・肉を多く食べるとすぐ発ガンするとは驚き！
・牛乳は骨をつくると思っていたが逆だとは驚いた。
・牛乳がこんなに毒だとは知らなかった。
・チーズは発酵食品だからむしろ必要と思っていた。

・チーズを食べ過ぎたら乳ガンになるなんて知らなかった。
・白砂糖が悪いことは知っていたが和菓子が毒だとは知らなかった。
・薬は病気をしたら必要だと思っていた。
・薬というものがこんなにも怖いものだとは知らなかった。
・朝食が良くないとは知らなかった。
・食物を正せば病気は治るんだな。
・少食が健康になるんだな。
・日本人は逆行している。
・今の小麦粉食品が悪いなんて全く知らなかった。

かような感想をもったとしたら、その人の感覚は大変正常で素直な人だと私は思います。もし今回のレポートを読んで批判的に思う人がいたとしたら、その人はこの急速な流れの変遷に対応しきれないだけだと思います。そういう方はぜひとも虚心坦懐に欧米のシフトを調べてみてください。そうしたら我々の言っていることが嘘ではないということが分かっていただけると思います。

おわりに

この本は松田麻美子先生との共著になるはずでした。しかし彼女の突然の急逝で、仕方なく私一人の本になってしまいました。それにしても松田先生の死は驚きでありショックでした。私は松田先生と会う度にお約束したことがあります。それは「同じ歳なんだから105歳まで呆けずに生きて、世のためになることをしましょうよ」と私が言ったら、「本当にそうですね。できると思うわ。だってこんなに食事が良いんだし。それにやらなければならないことはまだまだいっぱいありますもの」。

そんなことを言っていたのに、松田先生はさっさと一人で逝ってしまいました。残念無念を通り越し、涙も涸れ果てました。いやはや、この虚脱感を何と表現したら良いことでしょうか？　松田先生は、小林健先生に言わせると「妖精」のような人。私はこの妖精とほぼ同じような表現になるかもしれませんが、天使と思っていました。他人を悪く言わない。いつも笑顔をたやさない。上品。言葉づかいがきれい。真理を知っている。行動力がすごい。常に穏やか。ある種のカリスマがある。などなど。

こんな人柄から私はいつも尊敬していました。私は少しでも協力できれば、とただそれだけを思って仕事をしてきたような気がします。松田先生も突然あの世に逝ってしまうなどとはこれっぽっちも思ってなかったでしょう。日本でアメリカ発のナチュラル・ハイジーンを広めてきた人ではありますが、ナチュラル・ハイジーンの浸透度はまだまだでした。そのため、それこそ今からという時でもありました。

世界は今まではねじ曲げられた恐怖の時代が長く続いていました。医療もまさに同様でした。しかし、欧米の医療は、少しずつ真実の蓋が開いてきた気がします。真実の医療は①ナチュロパシー、②オステオパシー、③サイコパシー、④ホメオパシーといったホリスティック医療です。特に食事の改善そしてローフード中心のプラントフードの必要性です。ナチュラル・ハイジーンの栄養学指導法はナチュロパシーの最高の実践法です。

そのナチュロパシーの医療法すなわちナチュラル・ハイジーン方式が欧米で広がり出したのがここ10数年です。そしていつまで経っても広がらない日本が、やっと蓋が開いたのです。それこそ松田先生の努力の賜物です。

そして今からという時に松田先生が率先してやらなくてはいけないというその時に突然いなくなったのは、いったいどうして？　と言わざるを得ません。

きっと死んでも死に切れなかったのではと思います。しかし、こうなったら仕方ありません。一人ででもがんばってナチュロパシーを日本中に浸透させるしかありません。松田先生が広めたナチュラル・ハイジーングループのメンバーさんも少なからず全国にいらっしゃると思います。その人たちにもがんばってほしいと思います。

さて私がいったいどうしてナチュロパシーをやってきたか？　一にも二にも「気の毒な人を救いたい」という思いからでした。

私は、幼少児期は喘息患者（小児喘息）でした。しかし、薬を使わず、食事改善で完治までしました。

また今は私の妻であるJが独身だった頃、ひどい膠原病と神経疾患になりました。Jは30歳頃から大学病院に入院退院のくり返しをやっていました。膠原病はシェーグレン症候群で神経疾患はスモールファイバーニューロパチーという極めて稀な難病でした。当然ステロイドホルモン剤はじめ劇薬を使いまくっていました。しかし何年経っても治るどころかかえって悪化、21種類の薬を1日2回42錠も飲んでいたのに、ちっとも治ることなどなく、かえって悪くなったのでした。そしてついに血しょう交換まで勧められました。それは断ったもののγグロブリン製剤点滴はやらざるを得ませんでした。そんな時、友人が私のクリニック受診を勧めました。この友人は私のクリニックでガンが治った女性だったからでした。

Jは40歳頃、とうとう私のクリニックに来院しました。その場で薬を中止させ、思い切ったメニュー（水のみ断食→ヴィーガン食のくり返し）を実践させました。その他の治療としてはやはり質の高いサプリメント投与、そしてホルミシス温熱でした。

数か月で体調はどんどん改善していきました。顔色はみるみる良くなっていきました。1年後に完治宣言。Jは数年後、縁あって私と一緒になったのでした。Jの完治で、膠原病者も治せるという確信を持った第一号でした。

ナチュロパシーは本文の例にもある通り、根本から治る治療です。そのことに欧米の医療界は少しずつ気付きました。薬治療では慢性病は治らないことをです。そしてナチュロパシー的医療（まさに栄養療法）を開始する医師が少しずつ増えてきたのです。それは本文で書いたとおりです。

欧米の医療は少しずつ少しずつナチュロパシー的栄養療法が広まってきています。

薬（西洋薬）は副作用も副反応も強くあるし、目先しか治さないし完治は絶対ないからです。

ナチュロパシーによる医療は努力は必要ですが、しっかりやれば根治まで可能です。

薬医療のアロパシーを画策したのは1900年頃、ジョン・D・ロックフェラー2世だといわれています。そしてそのロックフェラー一族は薬（西洋薬剤）で大儲けしました。孫のデイヴィッド・ロックフェラーは2017年に100歳と10か月という長命で亡くなりましたが、このデイヴィッド・ロックフェラーは一族に向って「決して薬は飲むな」と言っていたそうです。そして自らは、ナチュロパシーのやり方にもとずき、無農薬野菜を中心の食生活を実践していたとか。彼は良い食材を得るためには日本の山陰にも時々足を運んでいたとも聞きました。また、自分自身への治療はホメオパシーを用い、健康維持にはナチュロパシーとオステオパシー（主にカイロプラクティック）を用いていたそうです。

これが答えではないでしょうか？

薬漬け推進医療の大ボスは、薬（西洋薬剤）を信用していなかったのです。ワクチンで有名になったファイザー社のCEOは自らにはワクチンを投与していないそうですが、それと一緒です。

真実を知らないとひどい目に合うのです。

私はこの真実を伝えたいためにこの本を書きました。「気の毒な人を何とか元気にし、さらに健康にしたい」という想い、この想いは松田麻美子先生も同様でした。

薬ひとつで治そうとすることが本当はおかしいのです。皆様はそこに気付いて、どうか、健康になる食生活を実践して幸せになってほしいと願わずにはいられません。

最後に、今、ＩＴやＡＩの時代になってきています。しかしどれだけＩＴやＡＩが発達しても健康だけは無理です。自分で食生活を良くする地道な努力しか健康にはなれないのです。皆様にはそのことも知ってほしいと思います。

今からは本物の医療が中心になる時代だと思います。本物の医療とはホリスティック医療です。皆様にはこの医療を実践してほしいと思います。そして真から健康になっていただきたいと念願する次第です。

２０２４年７月

鶴見隆史

参考文献

1 "How Not to Die" by Dr. Michael Greger
・出版年月日: 2015年12月8日
・出版社: Flatiron Books

2 "The China Study" by T. Colin Campbell and Thomas M. Campbell II
・出版年月日: 2005年1月1日
・出版社: BenBella Books

3 "Eating Animals" by Jonathan Safran Foer
・出版年月日: 2009年11月2日
・出版社: Little, Brown and Company

4 "Vegan for Life" by Jack Norris and Virginia Messina
・出版年月日: 2011年7月12日
・出版社: Da Capo Lifelong Books

5 "Plant-Based Diets for Dummies" by Marni Wasserman and Dr.Sheil Shukla
・出版年月日: 2021年6月22日
・出版社: For Dummies

6 "Becoming Vegan" by Brenda Davis and Vesanto Melina
・出版年月日: 2000年8月1日
・出版社: Book Publishing Company
・概要: ヴィーガン食の栄養学的基礎から実践方法までを網羅的に解説。

7 "Eat to Live" by Dr. Joel Fuhrman
・出版年月日: 2003年1月5日
・出版社: Little, Brown Spark
・概要: 栄養密度の高い食事が病気予防と体重管理にどのように役立つかを説明。

8 "The Pleasure Trap" by Dr. Douglas J. Lisle and Dr. Alan Goldhamer
・出版年月日: 2003年9月1日
・出版社: Healthy Living Publications
・概要: 自然療法と食事療法の重要性を強調し、現代の食習慣が健康に与える影響を探る。

9 "Whole: Rethinking the Science of Nutrition" by T. Colin Campbell and Howard Jacobson
・出版年月日: 2013年5月7日
・出版社: BenBella Books
・概要: 栄養学の新しいパラダイムを提案し、全体的な食事アプローチの健康効果を強調。

10 "Fasting and Eating for Health: A Medical Doctor's Program for Conquering Disease" by Dr. Joel Fuhrman
・出版年月日: 1995年4月15日
・出版社: St. Martin's Griffin
・概要: 断食と食事療法が病気の予防と治療にどのように役立つかを解説。

11 "Natural Health, Natural Medicine" by Dr. Andrew Weil
・出版年月日: 1990年11月1日
・出版社: Houghton Mifflin Harcourt
・概要: 自然療法と全体的な健康アプローチを取り入れたライフスタイルの提案。

12 "Fiber Fueled" by Dr. Will Bulsiewicz
・出版年月日: 2020年5月12日
・出版社: Avery
・概要: 腸内環境を整えるための植物ベースの食事を推奨し、健康効果について科学的に解説。

13 "The Proof is in the Plants" by Simon Hill
・出版年月日: 2021年5月4日
・出版社: Penguin Life
・概要: 植物ベースの食事が健康、環境、倫理に与える影響について最新の研究を基に解説。

14 "The Plant-Based Athlete" by Matt Frazier and Robert Cheeke
・出版年月日: 2021年6月15日
・出版社: HarperOne
・概要: アスリート向けの植物ベースの食事計画とパフォーマンス向上のためのアドバイス。

15 "The Longevity Diet" by Dr. Valter Longo
・出版年月日: 2018年1月2日
・出版社: Avery
・概要: 長寿と健康を促進するための食事とライフスタイルを紹介し、断食と薬を使わないアプローチを強調。

16 "Fast This Way" by Dave Asprey
・出版年月日: 2021年1月19日
・出版社: Harper Wave
・概要: 断食の利点と実践方法について最新の科学的知見を基に解説。

『食事のせいで、死なないために［食材別編］』マイケル・グレガー／NHK出版
『食事のせいで、死なないために［病気別編］』マイケル・グレガー／NHK出版
『「フォークス・オーバー・ナイブス」に学ぶ超医食革命』ジーン・ストーン編集／グスコー出版
『常識破りの超健康革命』松田麻美子／グスコー出版
『子供たちは何を食べればいいのか』松田麻美子／グスコー出版
『女性のためのナチュラル・ハイジーン』松田麻美子／グスコー出版
『めざめよ！』船瀬俊介／ヒカルランド
『できる男は超少食』船瀬俊介／主婦の友社
『食べなきゃ治る！　糖尿病』船瀬俊介／ビジネス社
『菜食で平和を！』船瀬俊介／キラジェンヌ
『フィット・フォー・ライフ』ハーヴィー・ダイアモンド、マリリン・ダイアモンド／グスコー出版
『葬られた「第二のマクガバン報告」上・中・下』T・コリン・キャンベル、トーマス・M・キャンベル／グスコー出版
『チャイナ・スタディー合本版』T・コリン・キャンベル、トーマス・M・キャンベル著／グスコー出版
『50代からの超健康革命』松田麻美子／グスコー出版
『血管をよみがえらせる食事』コールドウェル・B・エセルスティン／ユサブル
『WHOLE』T・コリン・キャンベル、ハワード・ジェイコブソン／ユサブル
『「いつものパン」があなたを殺す』デイビッド・パールマター、クリスティン・ロバーグ／三笠書房
『老化は腸で止められた』光岡知足／青春出版社
『キラー・フード』エドワード・ハウエル／現代書林
『やってみました！　1日1食』船瀬俊介／三五館
『フライドチキンの呪い』船瀬俊介／共栄書房
『3日食べなきゃ、7割治る！』船瀬俊介／三五館
『朝食はからだに悪い』テレンス・キーリー／ダイヤモンド社
『ヴィーガン革命』船瀬俊介／ビオ・マガジン
『肉好きは8倍心臓マヒで死ぬ』船瀬俊介／共栄書房
『医療殺戮』ユースタス・マリンズ／ともはつよし社

参考文献

『ファイトケミカルで病気を防ぐ』蒲原聖可／マキノ出版
『しなやかな血管が健康の10割』島田健永／ワニブックス
『長寿の秘訣は食にあり』家森幸男／マキノ出版
『いまの食生活では早死にする』今村光一／経済界
『ガンで死んだら110番』船瀬俊介／五月書房
『腸内フローラの10の真実』NHKスペシャル取材班／主婦と生活社
『「血圧147」で薬を飲むな』大櫛陽一／小学館
『こんな野菜が血栓をふせぐ』山口了三、五十嵐紀子、並木和子／講談社
『30日間、食べることをやめてみました』榎木孝明／マキノ出版
『あぶない抗ガン剤』船瀬俊介／共栄書房
『食物繊維で現代病は予防できる』デニス・バーキット／中央公論社
『牛乳のワナ』船瀬俊介／ビジネス社
『ほとんど食べずに生きる人』柴田年彦／三五館
『医者を見限る勇気』ヴァーノン・コールマン／神宮館
『食物繊維は凄い』印南敏／主婦の友社
『ガン予防に実は「日光浴」が有効なわけ』平柳要／講談社
『医者に頼るか、サプリメントで治すか』リチャード・ファーシャイン／ネコ・パブリッシング
『のんではいけない薬』浜六郎／金曜日
『ビタミンがスンナリわかる本』丸本康生／廣済堂出版
『世界の医師が注目する最高の食養生』鶴見隆史／評言社
『オートファジーで細胞からととのう 3days 断食』鶴見隆史／評言社
『酵素で腸が若くなる』鶴見隆史／青春出版社
『朝だけ断食で9割の不調が消える！』鶴見隆史／Gakken
『腸スッキリ！　細切り寒天健康法』鶴見隆史／かざひの文庫
『正しい玄米食、危ない玄米食』鶴見隆史／かざひの文庫
『70歳でボケる人、110歳まで元気な人』鶴見隆史／かざひの文庫
『治りたければ、3時間湯ぶねにつかりなさい！』小川秀夫／共栄書房
『食物栄養大全』鶴見隆史／評言社
『5度の臨死体験でわかったあの世の秘密』小林健／イースト・プレス
『パンと牛乳は今すぐやめなさい！』内山葉子／マキノ出版
『おなかのカビが病気の原因だった』内山葉子／マキノ出版
『船瀬俊介の書かずに死ねるか！』船瀬俊介／成甲書房

鶴見隆史（つるみたかふみ）

1948年石川県生まれ
金沢医科大学を卒業後、浜松医科大学で研修勤務。複数の病院での勤務を経て、西洋医学の限界を痛感し、様々な代替医療を追求する中で酵素栄養学に出会い、研究を開始。鶴見式ナチュロパシー医療を確立する。
一人ひとりに対して3～5時間をかけて問診、検査、処置を行うため、1日の患者数を数人に限定している。酵素栄養学に基づいたファスティングメニュー（半断食）の提案だけでなく、ホルミシス（微量放射線）を発する玉川鉱石ドーム、ホルミシスサウナ、音響療を用いた物理療法を取り入れている。さらに、水素点滴やPRA検査、独自に開発し続ける高品質なサプリメントの処方も行っている。これらの治療法により、末期がんや難病の患者にも大きな改善をもたらし、国内外から多くの患者が治療を求めて訪れている。
執筆活動にも精力的で、治癒症例、栄養学、ダイエットレシピなど多岐にわたるジャンルの書籍を出版。特に酵素栄養学に関する著書は、第一人者としての評価を受け、ロングセラーとなっている。

欧米医療大革命（おうべいいりょうだいかくめい）

世界のセレブはなぜ肉を食べないのか

著者／鶴見隆史（つるみたかふみ）

2024年7月31日　初版発行

発行者　磐﨑文彰
発行所　株式会社かざひの文庫
〒110-0002　東京都台東区上野桜木2-16-21
電話／FAX 03(6322)3231
e-mail:company@kazahinobunko.com　http://www.kazahinobunko.com

発売元　太陽出版
〒113-0033　東京都文京区本郷3-43-8-101
電話 03(3814)0471　FAX 03(3814)2366
e-mail:info@taiyoshuppan.net　http://www.taiyoshuppan.net

印刷・製本　モリモト印刷
装　丁　緒方徹

ISBN978-4-86723-165-4